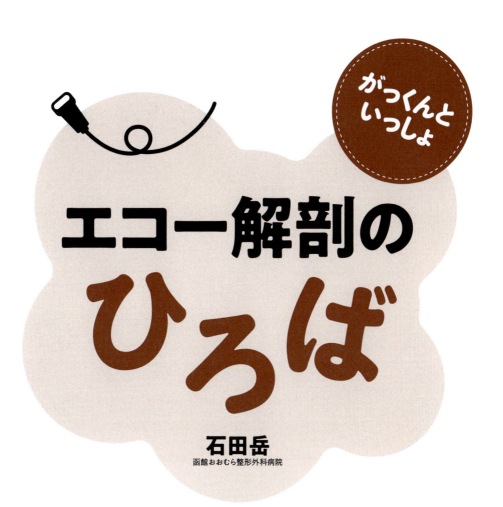

がっくんといっしょ

エコー解剖のひろば

石田岳
函館おおむら整形外科病院

メディカル・サイエンス・インターナショナル

Fun Learning Ultrasound Anatomy with Dr. Gakkun
First Edition
by Takashi Ishida

© 2025 by Medical Sciences International. Ltd., Tokyo
All rights reserved.
ISBN 978-4-8157-3127-4

Printed and Bound in Japan

注　意

本書に記載した情報に関しては，正確を期し，一般臨床で広く受け入れられている方法を記載するよう注意を払った。しかしながら，著者ならびに出版社は，本書の情報を用いた結果生じたいかなる不都合に対しても責任を負うものではない。本書の内容の特定な状況への適用に関しての責任は，読者各自のうちにある。
　著者ならびに出版社は，本書に記載した薬物の選択，用量については，出版時の最新の推奨，および臨床状況に基づいていることを確認するよう努力を払っている。しかし，医学は日進月歩で進んでおり，政府の規制は変わり，薬物療法や薬物反応に関する情報は常に変化している。読者は，薬物の使用にあたっては個々の薬物の注意事項情報（旧添付文書）を参照し，適応，用量，付加された注意・警告に関する変化を常に確認することを怠ってはならない。これは，推奨された薬物が新しいものであったり，汎用されるものではない場合に，特に重要である。

ごあいさつ

僕が本書を執筆することになったのは，2022年1月，**森本 康裕 先生**にいただいたメッセージがきっかけです。

「せっかく（エコー解剖の）動画を（YouTubeで）アップされているので，例えば雑誌のLiSAで動画と文章で神経解剖について解説して頂くという企画はどうかと考えました」(原文ママ，括弧内は著者補足)

当時，僕は森本先生とは面識がありませんでしたが，先生のご高名は存じ上げていたので，突然のお誘いにとてもうれしかったのを覚えています。

当初，森本先生と共有していたイメージは麻酔科医を中心読者とする月刊誌『LiSA』への連載で，末梢神経ブロックのためのエコー解剖を解説するというものでした。その後，LiSA編集長の江田幸子さんの希望により，麻酔科医だけではなく，広くエコーを使った診療に従事するみなさんにとってわかりやすい**入門書**を作るという企画に変わりました。初めて江田さんと打合せをした時に，タイトルは『がっくんといっしょ エコー解剖のひろば』にしようと言われ，僕は飲みかけのコーヒーを思わず落としそうになりました。森本先生のようなご高名な方が**「もっくんといっしょ」**と言うのはかっこいいですが，麻酔科領域で何の地位も実績もない僕が「がっくんといっしょ」だなんて，炎上するのは火を見るよりも明らかです。すぐに森本先生に相談しましたが，「がっくん，いいのではないですか。頑張ってください」というお返事をいただきました。

そんなこんなで始まったLiSAの連載ですが，当の本人はいたって楽しく執筆をさせていただきました。これがもし連載じゃなかったら，たぶんDay 3くらいで終了していたでしょう（笑）。数年前にとある高名な先生に紹介していただいた単行本が，僕の遅筆のせいで自然消滅したという痛ましい過去がある僕にとって（事実です），毎月の締め切りというのはいい意味で尻に火がつくので続けられたのです。1年2か月のマラソンをリタイアすることなく走り抜き，こうして書籍としてみなさんの元に届けることができたのは，ひとえに森本 康裕 先生と江田 幸子 編集長のお力添えのおかげです。この場を借りて心よりお礼申し上げます。

本書は，すべての**運動器エコー**を学ぶ医療従事者のために書きました。Day 1からDay 14で構成されていますので，毎日1章ずつ勉強すれば，**2週間でエコーマスター**になれます。単なるハウツー本にならないように，本書にはいろいろな仕掛けをほどこしています。エコー解剖を習得するために必要な知識と技術が，形を変えて毎

回現れるので，順を追って読み進めるだけで知識の層が重なっていき，自然とエコー解剖がうまくなります．また，本書掲載の動画は，文章と100％リンクしているので，併用することで，より学習効率が上がります．初学者の方はまず動画を見てから本文を読むと良いでしょう．どうして今までエコー解剖に躓いてきたのか，その答えがわかります．エキスパートの先生は動画を見る前にまず本文でじっくり勉強してください．意外と意識していなかった基本に気づき，より一層エコー解剖が上手になります．

本書は，掲載動画をYouTubeとvimeoで公開するという医学書初の試みを行っています．みなさんは，本書を持って歩かなくても，二次元コードを読み込まなくても，**YouTubeで検索**するだけですべての動画を見ることができます．もちろん本書を持ち歩いていただいてもいいし，置いて出ても構いません．電車の中でも，お風呂の中でも，ご自身のスタイルで，繰り返し動画をご覧ください．

それでは，がっくんといっしょに，エコー解剖のひろばに飛び込んでいきましょう！

2025年3月

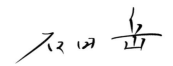

Special Thanks to

森本 康弘先生（宇部中央病院 麻酔科）

平澤 一さん（コニカミノルタ株式会社 ヘルスケア事業本部戦略統括部）

村島 賢さん（富士フイルムメディカル株式会社 超音波事業部販売部マーケティンググループ）

谷口 雅美さん（GEヘルスケア・ジャパン株式会社 超音波本部）

和田 誠先生（わだ整形外科クリニック）

大村 健久先生と大村 直久先生（函館おおむら整形外科病院）

YouTubeチャンネル「末梢神経と骨格筋の超音波解剖」のフォロワーのみなさん

Peatix「エコー侍の超音波解剖学教室」のフォロワーのみなさんと歴代登壇者の先生方

メディカル・サイエンス・インターナショナルとLiSAの編集部のみなさん

がっくんといっしょ　エコー解剖のひろば　目次

Day0
本書で学習するみなさんへ
002

Day1
触ってみなくちゃわからない　エコーの準備とプローブの持ち方
005

Day2
前腕世界一周　短軸像について学ぶ
021

Day3
エコー解剖の奥義　プローブを速く動かす
029

Day4
プローブを速く細かく動かす　前腕世界一周 Complete Edition ♪
037

Day5
広い視野を確保する　エコーの深度
045

Day6
構造物同士の関係性
057

Day7
筋内腱を狙え！　構造物を見失わないためのテクニック
069

Day8
LAT. 43° N の恋　構造物を2点で捉える
079

Day9
体表解剖を利用する　あなたとわたしの甘い関係
089

Day10
テキトーに動かすだけ　起始と停止から読み解く動作
099

Day11
短軸から長軸へ　ローテーションについて学ぶ 107

Day12
プローブのさまざまな走査法　チルト，ロッキング，コンプレッション 117

Day13
患者さんにプローブを当てる 127

Day14
穿刺のお作法 135

おわりに　幸せについて 146

索　引 150

COLUMN

ドプラーモードについて 036

コンベックスプローブについて知ろう 056

Apple Silicon とポケットエコーと熱暴走 068

筋肉は筋内腱で分断される!?　エコーが教えてくれたこと 076

腕神経叢だってコンパートメント　上神経幹ブロックについて 077

ランドマーク法は野蛮か?　エコーへの過信が合併症を引き起こす 098

🕊 空想テラス 🕊

下手こそものの上手なれ 004

「忘れられないキス」to kiss? or kissing? 044

言葉で言わなきゃ伝わらない?　言葉にならないこの気持ち 078

研究>臨床>教育?　教育者としての矜持 088

感性と理性　演劇における考察 / 医学における考察 106

幸せになるための時間の使い方　～タイパを捨てて YouTuber になろう～ 126

＊vimeo 動画サービスは予告なく休止または中止することがございます。本サービスの提供情報は MEDSi ホームページ
（https://www.medsi.co.jp）をご参照ください。

本書を
石田 美妃　石田 蒼　石田 碧に捧ぐ

Day 0　本書で学習するみなさんへ

エコー解剖は楽しい遊び

エコーのハンズオンセミナーの現場で，参加者の先生方がガチガチに緊張しているシーンを見かけることがあります。構造物を見失わないように，エコーの画面とにらめっこしながら，**恐る恐る**プローブを動かしている……。もう少し肩の力を抜いて，もっとラフにやったほうがうまくなるのにな，といつも思います。

エコーを使った医療は，エコーで構造物を同定できなければ始まりません。そして，エコーで構造物を同定する**（＝エコー解剖）**ためには，実際に臨床でエコーを使っている同僚が身近にいなければ，ハンズオンセミナーで勉強するしか上達する方法がないんですよね。

ただ，ハンズオンセミナーは初心者には**費用対効果**が悪いです。高いお金を払って現地に行っても，一人の参加者がプローブに触れる時間は1か所たかだか5分程度です。臨床で使える技術を身につけるにはあまりに時間が短すぎます。ハンズオンセミナーで描出できた神経が，次の日になると全然描出できなくて，思わず天を仰いだことがあるのは，僕だけではないはずです。

エコーは基本**"遊び"**です。レントゲンやCTのように被曝の心配もないし，MRIのように特注の部屋も必要ありません。エコーと自分の身体があれば，いつでもどこでもいつまでも，構造物を同定する訓練ができるのです。

本書は，エコーを始めたばかりの人が楽しみながら，臨床に使える技術を身につけるための，世界初の「エコー解剖の教科書」です。みなさんが医師でもセラピストでも鍼灸師でも柔道整復師でも，運動器と末梢神経をターゲットにしている医療従事者であれば，必ずエコー解剖が上達するように書いています。

ハンズオンセミナーに参加される方は，まず本書で予習してから参加してください。そうすれば，ハンズオンセミナーは「復習」の機会になります。そして次の日からの臨床は，ハンズオンセミナーのそのまた「復習」になります。そうすることで初めて，ハンズオンセミナーで学んだことを臨床で生かせるようになるのです。

なるべくいっぱい覚えない

本書では，装置の使い方も，エコーの走査方法も，なるべくシンプルに伝えることを心がけています。それは，最初からいっぱい覚えるとそれだけでお腹がいっぱいになりますし，たくさん覚えるとその分，忘れるのも早いからです。エコー解剖は，ただでさえあれこれ慌ただしいものです。ゼリーを上手に塗って，構造物を上手に同定して，そこにプローブを固定して……その間，常に目線は手元とエコーの画面を行ったり来たりです。ストレスなくこれらの作業に集中するためには，それまでの準備や手順をなるべく**シンプル**にすることがとても重要です。野球選手がバッターボックスに入る前にやるルーティンのように，考えなくても身体が勝手に動くようになるのが理想です。

言葉の使い方

本書では，時に，あえて正しい医学用語ではなく，多少間違っていてもわかりやすい言葉を使

うことがあります。また,「ゲインは明るさと覚えておけばいいです」など,本質からは少しずれた表現もしていきます。こういった書き方は,不快に感じる方もいらっしゃるかもしれません。医学の世界で使用される言葉は,とかく正確性が求められます。それは,医学が「科学」であるから,そして人の命を預かる学問だからだと思います。しかし,初学者向けのテキストの中では,僕は必ずしもそうでなくていいと考えています。幼い子が,**「お空って,背が高いねえ」**と言ったからといって,空には「背」という言葉を使っちゃいけないと諭す人はいないですよね。良い基礎教育のあり方とはわかりやすい言葉で物事を伝えること,だと僕は考えています。本書で基本を勉強したことを臨床に応用したり論文を作成したりする時に,みなさん自身の手で一つ一つ正しい言葉に置き直していってください。

　なお,本書は 2022 年 12 月から 2024 年 1 月にかけて月刊誌『LiSA』で連載された「がっくんといっしょ　エコー解剖のひろば」に加筆・修正をしたものです。付属の動画中に「本連載」という表現があるのは,そのためです。

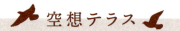

下手こそものの上手なれ

末梢神経ブロックをエコーガイド下で行うことが流行りだしたのは，僕が麻酔科医になって数年たってからの出来事でした。当時から僕はエコーガイド下末梢神経ブロックが得意で，誰よりも上手にエコーを使うことができました，というのは真っ赤な嘘で，当時所属していた医局の中で飛び抜けて**下手くそ**でした。患者の入室から時間がたつにつれて，冷たくなっていく外科の先生の視線は，今でもたまに夢に出てきます。

ブロックの技術を改善するために，僕は自分の手技の様子をビデオに撮ることにしました。自分の手技を客観的に観察することで，改善点を見いだせるのではないかと思ったのです。最初にビデオを見た時はめちゃくちゃショックでした。例えるなら，酔った勢いで録音した**カラオケ**を，翌朝シラフになってから聴いた時のような恥ずかしさです。そのくらい，自分のイメージと，ビデオに映った実際の自分の様子がかけ離れていたのです。

そのギャップを埋めるために，一連の動作を細かく切り分け，一つ一つ修正していきました。エコーの深度は何センチくらいか？ プローブを当てる角度はどうか？ プローブはどうやって動かすか？ 上手な人ならば難なくこなせる動作を，いくつもの要素に分解して，意識しながら組み立て直していったのです。僕が作ったエコー解剖のYouTube動画はわかりやすさが売りですが，それは，エコー解剖が下手くそだった僕が実際につまずいた過程を，一つ一つ振り返ってお話ししているからにほかならないのです。

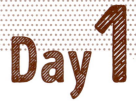

触ってみなくちゃわからない

エコーの準備とプローブの持ち方

- 5つだけ覚えよう！　エコー装置の操作
- コニカミノルタ　SONIMAGE UX1 の場合
- 富士フイルム　SONOSITE PX の場合
- GE ヘルスケア　Venue Fit の場合
- ゼリーの塗り方
- 橈骨動脈を探そう
- プローブの持ち方

今日取り扱う構造物
橈骨動脈

さて，今日はまずエコーを触ってみることから始めましょう。
難しいことは考えず，とりあえずエコーを自分の身体に当ててみます。
必要なのはエコーとゼリー，そして自分の前腕だけです。

5つだけ覚えよう！　エコー装置の操作

「エコー」とひとくちに言っても，検査室にある大きなエコー，外来で使用するラップトップ型のエコー，往診や救急の現場で使用するポケットエコーなど，たくさんの種類があります。そしてその操作方法も，機種やメーカーによって一つ一つ異なります。エコー解剖を勉強していくためには，まず自分がこれから使う装置の使い方を覚えなければなりません。エコーの装置の使い方は，起動方法やプローブの選択といった基本的なことから，カラードプラー，パルスドプラー，Mモード，フォーカスやゲイン，深度の調整など非常に多岐にわたりますが，まずは**5つだけ**覚えれば，エコー解剖の学習に困ることはありません。エコーの装置自体の操作が初めての人は，次の5項目だけでいいので，あらかじめ操作方法を教えてもらってください。難しいことはわからなくていいので，このページを見せて，「この5つの操作だけ教えてください」とお願いしましょう。

1. 電源の入れ方と切り方
2. 検査の開始方法
3. プローブの切り替え方
4. 「ゲイン」の調整
5. 深度の調整

各項目について，簡単に説明します。**動画1**もご覧ください。代表的な3社の装置についても説明してもらいました（8〜13ページ）。

1. 電源の入れ方と切り方

エコー装置にはボタンがいっぱいあるので電源ボタンがどこかさえ最初は探すのが難しいです。また，電源を切る時は正しいお作法にのっとらないと装置が壊れてしまうので，きちんと教わりましょう。

2. 検査の開始方法

病院に設置されているエコー装置は基本的に患者情報を入力しないと検査画面に進みません。最低限入力が必要な項目を確認してください。ただし，最近のエコー装置は，患者情報を入力せずに検査画面に進むためのボタンやアイコンがついているものが多いです。

3. プローブの切り替え方

本書ではしばらく**リニアプローブ**だけしか使いません。リニアプローブとは，長方形のプローブです（**図1**）。通常，1台のエコー装置には何本かプローブがつながっていて，プローブを選ぶスイッチがついています。そのスイッチがどこにあるか，確認しておきましょう。プローブを本体に付け替えなければならない時は，そのお作法も習っておいてください。リニアプローブが2本以上ある時は，プローブに書いてある数字が小さいもの（例えば，L18-4とL11-3があれば，L11-3）を使います。

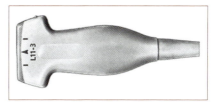

図1　リニアプローブ

4.「ゲイン」の調整

画面の**「明るさ」**と覚えてください。エコーの画面が暗すぎたり明るすぎたりする時に，自分が一番見やすい明るさになるように調整します。

5. 深度の調整

文字どおり，画面に映るエコーの深さです。深くすればするほど，より深層の構造物を観察できます。本書でリニアプローブを使う場合，**4cm**固定で見ていくことが多いので，あらかじめ深度を4cmに固定しておくといいでしょう。

このくらいなら，簡単に覚えられますし，使い方を知っている人ならすぐに教えられることなので，さっと聞いて，ぱっと覚えてしまいましょう。もし余裕があるなら，カラードプラーのON/OFFスイッチの場所を教えてもらうといいかもしれません（Day 5で使用します）。血管を描出する時に役立ちます。

動画1　5つだけ覚える！　エコーの機器の設定方法

大切なことを一つ。使い方はできる限り，エコー装置を管理する部署の**責任者**に教えてもらうようにしましょう。装置にトラブルや故障が生じた時に，「あ，もしかして，あいつが変な使い方していたから…」なんて思われたくないですよね。そういう意味では，**後片付け**もとても大事です。装置やプローブを，もとの場所に，もとの状態で戻す。プローブについたゼリーはきれいに拭き取って，ティッシュなどのゴミが出たら持ち帰る。小さなことですが，こうしたことがしっかりできると，貸すほうも気持ちよく装置を提供してくれます。

コニカミノルタ　SONIMAGE UX1 の場合

1．電源の入れ方と切り方

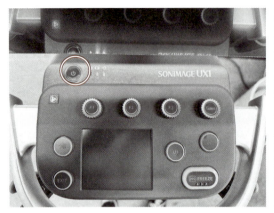 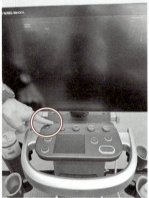

電源の入れ方：コントロールパネル左上のスタンバイスイッチを押します

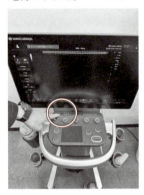 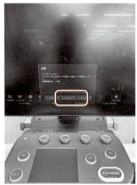

電源の切り方：
①コントロールパネル左上のスタンバイスイッチを押します
②画面に表示されるダイアログの［シャットダウン］をタップするか，再度スタンバイスイッチを押します

2．検査の開始方法

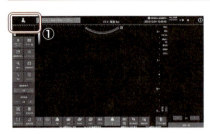 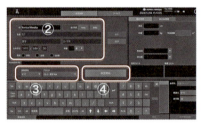

①画面内の［患者登録］アイコンをタップします
②患者登録画面で ID と必要な情報を入力します
③必要に応じて診断領域とプリセットを選択します

④［検査開始］ボタンをタップします
⑤患者様の診断領域にプローブを当て超音波画像をスキャンします

3. プローブの切り替え方

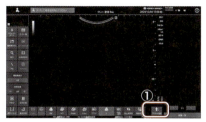
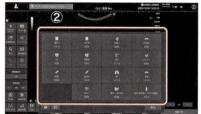
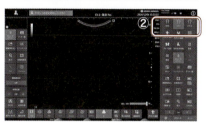

①［プリセット選択］ボタンをタップします
②プリセットショートカットダイアログから切り替え
　たいプローブ/プリセットをタップします

4.「ゲイン」の調整

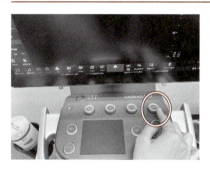

コントロールパネルのGainボタンを回転して調整します

5. 深度の調整

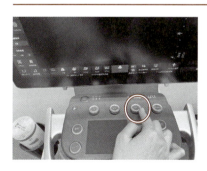

コントロールパネルのF3ボタンを回転して調整します

（コニカミノルタ株式会社 ヘルスケア事業本部戦略統括部　平澤　一）

富士フイルム　SONOSITE PX の場合

1. 電源の入れ方と切り方

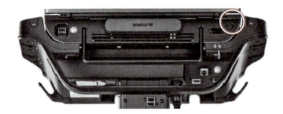
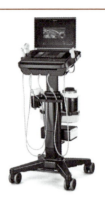

本体右の電源ボタンを 1 度押すと超音波画像診断装置の電源 ON または OFF の状態になります

検査を終了するときは END STUDY をタップします

2. 検査の開始方法

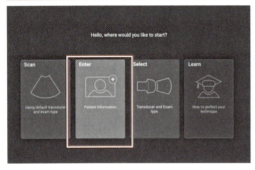
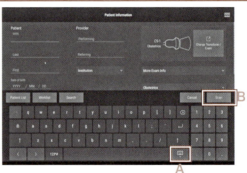

1. スタートアップ画面（左）で Enter をタップまたは，タッチパネルで＋ New Patient をタップします
2. Patient Information 画面（右）のテキストボックスをタップしたあと，スクリーンキーボードで患者情報を入力します
3. キーボードアイコン（A）をタップしてキーボードを閉じるかまたは，Scan（B）をタップして検査を開始します

3. プローブの切り替え方

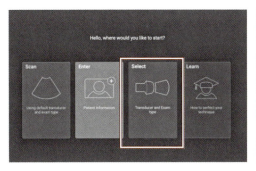 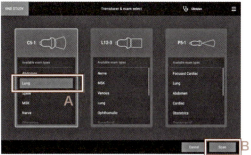

1. スタートアップ画面（左）で Select Transducer and Exam type をタップまたは，タッチパネルの現在のプローブおよびプリセットアイコンをタップします
2. Transducer & exam select 画面（右）で次のどちらかの操作を行います
    プリセット（A）をダブルタップします
    プリセット（A）をタップし Scan（B）をタップします
    ※各プローブにより選択できるプリセットが異なります

4.「ゲイン」の調整

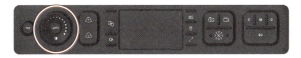

GAIN ホイールを指でドラッグして画面全体の明るさを調整します
中心にある AUTO ボタンを押すと Auto Gain Adjust で設定した明るさに調整されます

5. 深度の調整

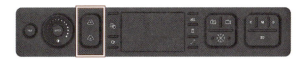

表示深度を浅くする場合は上向きボタンを押します
表示深度を深くする場合は下向きボタンを押します

（富士フイルムメディカル株式会社 超音波事業部販売部マーケティンググループ　村島　賢）

GE ヘルスケア　Venue Fit の場合

1-1. 電源を入れる

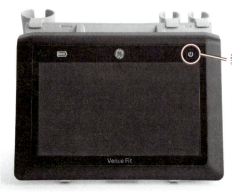

装置本体の電源ボタンを押す

1-2. 電源を切る

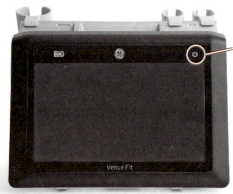

①電源ボタンを 2 秒長押しする

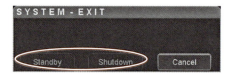

② SYSTEM-EXIT のメニューが出てくるので，「Standby」もしくは「Shutdown」を選択する
　「Standby」：次回装置の立ち上げが速くなる
　「Shutdown」：完全に電源を Off にする

3. プローブの切り替え方

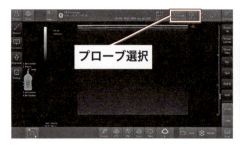
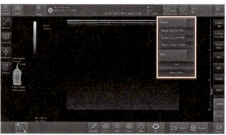

画面上部のプローブ名のついたアイコンを選択する（写真左）

プローブを選択後，再度プローブのアイコンを押すと一覧が出てくる（写真右）ので，使用するプリセットを選択する
　　Nerve_Avg：ターゲットがおよそ2〜4cm
　　Nerve_Sup：ターゲットがおよそ2cm未満
　　Nerve_Deep：ターゲットが4cm以上

4．「ゲイン」の調整

【方法1】画面右下のGainのボックスをタップするとGainバーが出てくるので，指で上下させる
【方法2】画面左のグレイスケールバーを指で上下させる
　　明るくする：上へスライドする
　　暗くする：下へスライドする

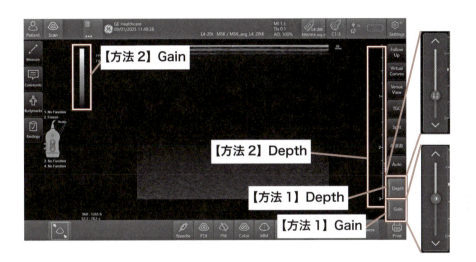

5．深度の調整

【方法1】画面右下のDepthのボックスをタップするとDepthバーが出てくるので，指で上下させる
【方法2】スキャン画面のDepthスライダをタッチし，緑色に変更したら，指で上下させる
　　視野深度を浅くする：上へスライドする
　　視野深度を深くする：下へスライドする

（GEヘルスケア・ジャパン株式会社 超音波本部　谷口 雅美）

それでは，めでたく準備が整ったところで，早速自分の前腕にエコーを当てていきましょう。そうそう，言い忘れていました。タオルを1枚，用意してください。フェイスタオルじゃなくて，**バスタオル**がおすすめです。理由は今日の最後にお話しします。

ゼリーの塗り方

エコーで構造物を観察するためには，皮膚にゼリーを塗る必要があります。超音波はふだんわたしたちが耳にする"音"とは違って，空気の中を進むことができません。ですから皮膚とプローブの間をゼリーで埋めることで空気の層を完全に追い出しているのです。

ゼリーは，薄く広く伸ばして塗るのが大切です。直接身体に塗るのではなくて，プローブの端から端までゼリーをつけて，それを身体に塗っていきます。**刷毛でペンキを塗る**ように，均等に薄くゼリーを伸ばしていきます。厚く塗る必要はありません。ゼリーの種類にもよりますが，薄く伸ばしたゼリーでも，乾くまでの数分間は，スムーズにプローブを走査できるからです。そしてこの薄く均等にゼリーを伸ばす作業自体が，構造物を上手に描出するための良いルーティンになるのですが，その話はまた後日。

ゼリーを塗り終わったら，さっそく構造物を観察していきます。この時，プローブの左端と右端のどちらが，身体の外側を向いているのか確認する必要があります。もしハンドルを右に切ったら左に曲がる車があったとしたら，怖くて乗れませんよね。それと同じで，エコーの画面が実際の身体の向きと逆だと，構造物を同定していく時に混乱してしまいます。動画2を参考にして，**プローブの左右と身体の左右**をしっかりと合わせましょう。

動画2　これできないと右往左往！　プローブの左右の向き

橈骨動脈を探そう

まず手はじめに，橈骨動脈を同定しましょう。橈骨動脈は，図2に示すとおり，前腕の橈側を，少し蛇行しながら走っていきます。プローブの深度が4cmになっていることを確認して，前腕のやや肘寄りの部分に，正面から短軸でプローブを当てていきます。橈骨動脈は，画面の中央より少し外側に，**外が白くて中が黒い**円形の構造物として描出することができます。うまく描出できない時は，プローブを左右に動かすよりも，上下（肘↔手首）に動かしたほうが，橈骨動脈を発見しやすくなります。見よう見まねでかまいませんので，動画3を参考にして，橈骨動脈を見つけてください。図3のように手のひらを前に（前腕を回外）すると見つけやすいです。

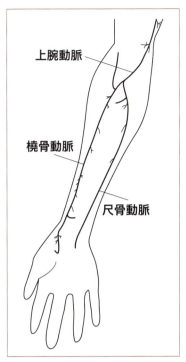

図2　右橈骨動脈（回外位，掌側）

> **動画3**
> ゼリーの塗り方のコツと橈骨動脈の同定

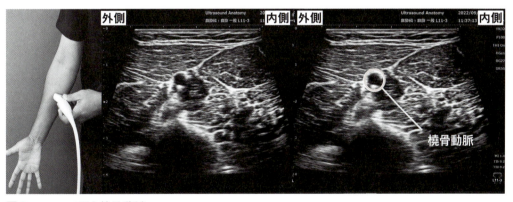

図3　エコーで見た橈骨動脈

エコーの画像上は，血管（**図4**）でも，神経（**図5**）でも，筋肉（**図6**）でも，骨（**図7**）でも，軟骨（**図8**）でも，基本的に外側が白く，中が黒く映ります。エコーで白く映るか，黒く映るかは，それぞれの構造物の組成によって変わってきますが，ざっくりと，**柔**らかいものはより**黒**く，**固**いものはより**白**く映ると思っていただいてかまいません。血管は外（血管壁）よりも中（血液）のほうが柔らかく，筋肉は外（筋膜）よりも中（筋腹）のほうが柔らかいですよね。だから，エコーの画像では，外側よりも中のほうが黒く映るんです。

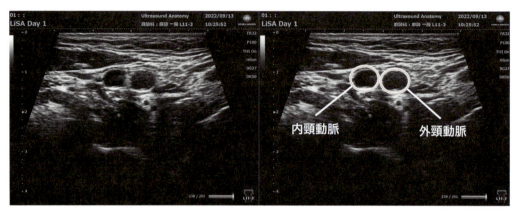

図4 エコーの見え方（血管）

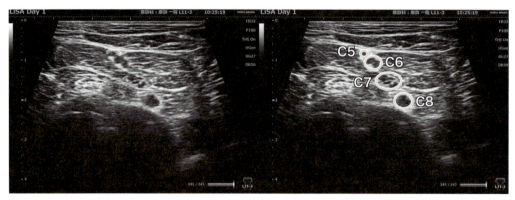

図5 エコーの見え方（神経）
斜角筋間レベルでの各頸神経（腕神経叢）

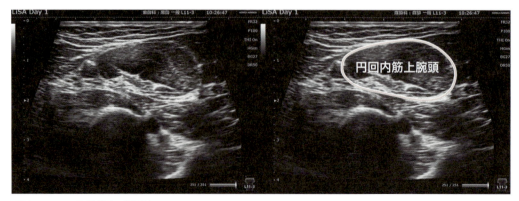

図6 エコーの見え方（筋肉）

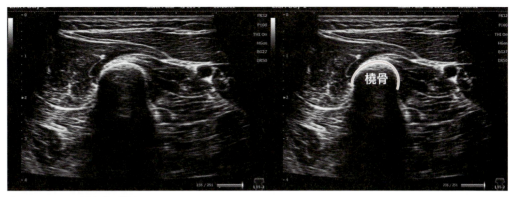

図7　エコーの見え方（骨）

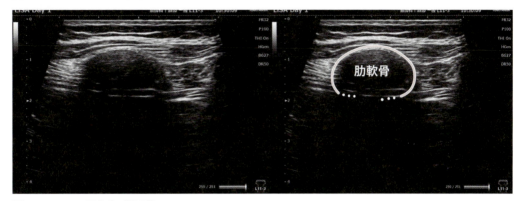

図8　エコーの見え方（軟骨）

プローブの持ち方

橈骨動脈を見つけたら，その位置でプローブの動きをしっかり止めます．画面が静止画のように見えるようにプローブを固定します．どうですか？　難しくないですか？　エコーを使った治療をする際，一番難しいのが，このプローブを動かさずにじっとしておくということです．わざわざ滑りやすいゼリーを身体に塗っているので，少しでも気を抜くとプローブが動いて，せっかく固定した構造物を見失ってしまいます．この時，重要になってくるのが，プローブの持ち方です．

大切なのは，**支点を作る**ことです．人生で初めてプローブを触る時，ほとんどの人が図9のような持ち方をします（僕も昔はそうでした（^^;））．ところがこの持ち方では，対象物に接しているのはプローブだけになりますので，プローブはゼリーで滑ってあっちに行ったりこっちに行ったりしてしまいます．ですので，プローブがあらぬ方向にお出かけしないように，指で支点を作ることが重要になります．

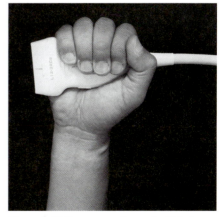

図9　初学者のエコープローブの持ち方

図10のようにプローブは，基本的に親指と人差し指，中指の**3本の指**で持ちます。そうすると薬指と小指が余りますので，この2本の指を皮膚の上に置いて支点を作るのです。こうすることによって，滑りやすいプローブを皮膚の上に固定してあげるのです。まずはこの持ち方を徹底的に身体に覚え込ませましょう。プローブの根元（ケーブルとの境目の部分）は，図11Aのように浮かせておいてもかまいませんし，図11Bのように，親指と人差し指の間にパタンと寝かせてしまってもかまいません。自分が持ちやすいほうを選んでください。プローブの平たい部分を持つ時は図12のようにします。こちらは鉛筆の持ち方に似ているので，比較的なじみやすいと思います。この時も薬指と小指は余らせておいて，支点を作るために使用します。

　次に，エコーとプローブをつないでいるケーブルですが，自分の身体のほうに垂らすことを心がけてください。自分の身体から遠いほうにケーブルを垂らすと，ケーブルの重みでプローブがどんどんと遠くに傾いてしまうからです（図13）。プローブを3本の指で握り込んだり（図14A），小指球を支点として使う方法もあります（図14B）。それぞれ利点はあるのですが，視野を狭めてしまったり，手首の動きを妨げたりするので，おすすめはしません。その方法で慣

動画4

超重要！　プローブの正しい持ち方

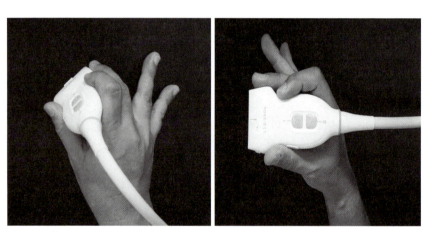

図10　プローブの正しい持ち方

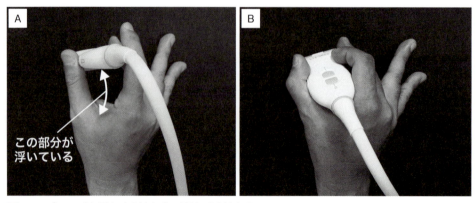

図11　プローブを浮かせる持ち方，寝かせる持ち方

れてしまっている方はそれでかまいませんが，これからエコーを始める方は，ぜひ図10と図12の持ち方でプローブを持つ癖をつけることおすすめします。

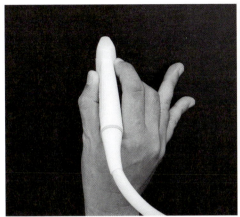
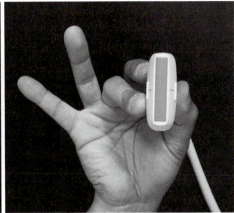

図12　平たい面を持つ時のプローブの正しい持ち方

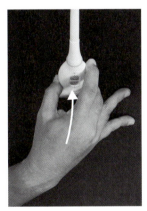

図13　身体の反対方向にケーブルを垂らすとプローブが矢印の方向にどんどん傾いてしまう

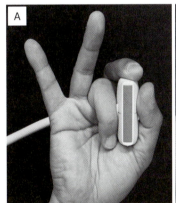
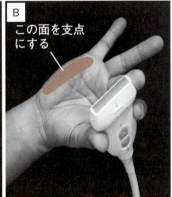

図14　推奨しないプローブの持ち方

それでは，図12の持ち方でもう一度，橈骨動脈を観察してみましょう（**動画5**）。プローブを動かす時は，薬指と小指は浮かしておいてかまいません。橈骨動脈を見つけたら，薬指と小指を皮膚の上に置いて，プローブを固定します。どうですか？　5本の指でプローブを握り込んでいた時（図9）と比べて，プローブが安定して，余裕をもって橈骨動脈を観察できることを実感できるでしょうか？

動画5	
構造物の同定　橈骨動脈	

触ってみなくちゃわからない：エコーの準備とプローブの持ち方

最後に，なぜフェイスタオルではなくてバスタオルか，その意味がわかりましたか？　エコーを始めて間もない頃は，身体のあちこちがゼリーでぬるぬるになってしまいます。これを拭く時に，フェイスタオルだとあっという間にタオル全体がゼリーまみれになって，べちゃべちゃになってしまいます。エコーのゼリーは薄く塗るだけで十分というお話をしましたが，慣れるまでは，足りないよりは**多いほうがいい**です。ゼリーが足りなくて見えなくなってしまうより，たとえぬるぬるでもスムーズにプローブを走査できたほうが上達につながるからです。もし，使い捨てのものを使うならティッシュよりもペーパータオルなどの破れにくい素材がおすすめです。

今日のお話は，エコーを当てる「以前」の準備についてでしたが，エコーを準備する時にも，何をどうするか，そしてしないかについて，一つ一つ理由があります。しっかりと基本を身につけて，ご自身の**「ルーティン」**を確立していってください。

\ 今日のおさらい /

1 装置の操作方法はまず 5 つだけ確実に覚える
2 ゼリーは，まずプローブにつけて，観察部位に薄く広く伸ばす
3 プローブは 3 本の指で持ち，薬指と小指は支点にする。ケーブルは自分の身体側に垂らす

動画

Day 1　再生リスト
動画 1 〜 5 を連続して視聴できます
https://vimeo.com/showcase/11608048?share=copy

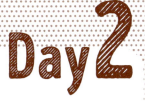

前腕世界一周

短軸像について学ぶ

- 長軸と短軸　どっちが有利か？
- 前腕世界一周 北半球
- 前腕世界一周 南半球

今日取り扱う構造物
円回内筋（上腕頭）　橈側手根屈筋　長掌筋　浅指屈筋　尺側手根屈筋　深指屈筋
尺側手根伸筋　小指伸筋　総指伸筋　短橈側手根伸筋　長橈側手根伸筋　腕橈骨筋

　さあ，Day 1 でエコー装置の使い方とプローブの持ち方を覚えたところで，いよいよエコー解剖の勉強を始めるぞ！　そう思ってこのページを開いたら，今日取り扱う構造物の多さに思わず本を閉じてしまいそうになったあなた。大丈夫です。僕を信じてついてきてください。Day 2 を終える頃には，これらの構造物を，楽々と同定できるようになっていることを保証します。とはいっても，読み終えるのに 3 日もかかるようではとても「楽々」とは言えません。なんてったって今日は Day 2，わたしたちはまだエコー解剖の入り口に立ったばかりなのですから。
　今日観察していく場所はたった 1 か所，前腕の「ある場所」にプローブを当てて，そこに沿ってプローブを動かしていくだけで，今日取り扱う構造物を全部同定できるようになります。

長軸と短軸　どちらが有利か？

本書では基本的な構造物の同定はすべて短軸法で行います。プローブの当て方としてはCTやMRIのaxial imageと同じ，輪切りの断面ですね。対して，構造物の走行に沿ってプローブを当てることを長軸法と言います。ではなぜ，長軸ではなく短軸で構造物を観察するのでしょうか？　それは，短軸のほうが構造物を同定しやすいからです。図1のAとBを見比べてください。これは僕の大腿の前面に，長軸と短軸それぞれでプローブを当てた時のエコー画像です。ぱっと見て，「これが間違いなく大腿直筋だ」と胸を張って言えるのはA, Bどちらでしょうか？

友人に自分の家の場所を教える時に，「うちはENEOSの向かいだよ」と言うよりも，「うちは**CoCo壱**の向かいで，左に**コメダ**があって，右には**矢場とん**があるよ」と言ってあげたほうが，友人はあなたの家を見つけやすいですよね。目印が多ければ多いほど目的地を見つけるのは簡単になります。長軸像（図1A）では大腿直筋を探す手がかりは中間広筋と大腿骨だけですが，短軸像（図1B）ではこの二つに加え，外側広筋と内側広筋という計4つの手がかりをもとに大腿直筋を同定することができます。一般的に短軸像では，長軸像に比べてより多くの構造物が一つの画面の中に描出されるので，目的とする構造物をより見つけやすくなるのです。これから始まる前腕世界一周でも，常に多くの構造物が画面の中に描出されます。プローブを動かすたびに，構造物が現れては消え，現れては消えながら，画面の中を移り変わって行く様子を見るのはとても楽しいですよ♪

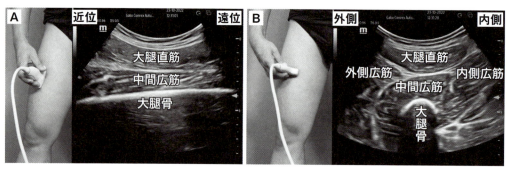

図1　大腿直筋のエコー画像
A：長軸像，B：短軸像

前腕世界一周 北半球

さあ，前腕世界一周の旅に出発しましょう！　細かいことは後にして，まずは，**動画1**を見てください。前腕の屈筋群を観察していきます。題して「前腕世界一周 北半球」です。

> **動画1**
> ここから全てが始まった　前腕世界一周北半球

動画を見終ったら，実際のプローブの走査方法について説明します。ご自身の片方の腕を，手のひらを前にして（回外位），その上から短軸でプローブを置きます（図2）。プローブを置く場所は，肘（のしわの部分）から**2横指遠位**です。ここに真上からプローブを当てます。画面中央に，Day 1で学習した橈骨動脈の拍動を見つけてください。ここが，前腕世界一周のスタート地点であり，ゴール地点です。そしてこの橈骨動脈のすぐ右側に，円回内筋の上腕頭があります。ここからプローブを内側に動かしていくと，①円回内筋上腕頭→②橈側手根屈筋→③長掌筋→④浅指屈筋→⑤尺側手根屈筋→⑥深指屈筋（→尺骨）の順番に構造物を同定することができます（図3）。

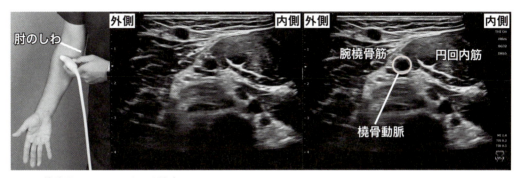

図2　前腕世界一周のスタート地点

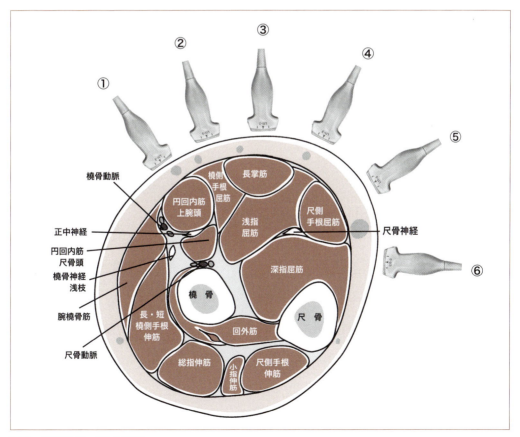

図3　前腕世界一周 北半球

描出のコツ

1. いつでもスタート地点に戻る

最初のうちは，動画のようにスムーズに6つの筋を同定できないかもしれません。「円回内筋は見えた，橈側手根屈筋はたぶんこれ，ええと次，長掌筋…どこ？　え〜？　わかんない！」そうなった時は一度スタート地点（図2）まで戻りましょう。わかる場所まで戻って何度でもやり直す。そうやって一つ一つ同定できる構造物を増やしていきます。

2. 常に手元を確認する

前腕世界一周 北半球をうまく旅するには，肘から2横指遠位のレベルを維持してプローブを動かしていくことが大切です。エコーの画面ばかり見ていると，いつの間にかプローブが肘から離れていたり，肘に近づきすぎたりしてとんでもない場所にプローブが当たっていることがよくあります。プローブを動かした後は，一度**手元を見て**プローブがずれていないか確認する癖をつけましょう。

3. 皮膚に垂直にプローブを当てる

最初のうちは，プローブを持つ手に余分な力が入るものです。皮膚に対して均等に力が入ればいいのですが，それがどちらかに偏ると，図4のように皮膚に対して斜めにプローブが当たります。そうすると構造物同士の関係性が崩れてしまい，きれいに構造物を描出することができ

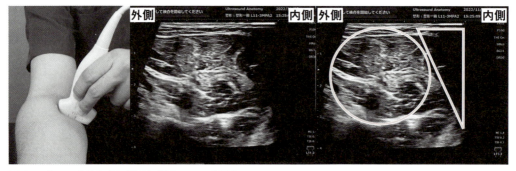

図4　プローブが皮膚に斜めに当たっている場合
左丸部では構造物が斜めから押しつぶされてきれいに描出されておらず，右三角部はプローブが皮膚から浮いていて構造物が表示されていない。

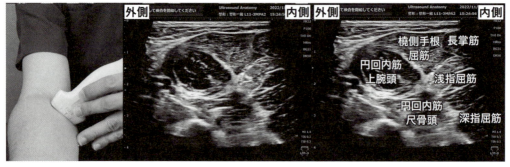

図5　皮膚に垂直にプローブが当たっている場合
画面全体に構造物がきれいに描出されている。

ません。図3を見ておわかりのように，前腕の断面は丸い形をしているので，当然，プローブも図3①→⑥のように，向きを変えていかなければなりません。ところが，プローブの扱いに慣れていないうちは，これが上手にできず，どうしてもプローブが斜めに当たってしまいます。そうすると，とたんに何がなんだかわからない画面になってしまいます（図4）。プローブが皮膚に垂直に当たっている（図5）か，画面が乱れた時はプローブの向きを確認しましょう。

4. 筋腹の形に注目する

前腕世界一周 北半球で同定する筋肉のうち，円回内筋上腕頭，長掌筋，尺側手根屈筋の3つが楕円形（に近い形）をしていて，**一つおき**に現れます。そしてその楕円形の筋肉の間に，残り3つの筋肉（橈側手根屈筋，浅指屈筋，深指屈筋）がくさびのような形ではまり込んでいます（図3）。この筋腹の形と位置関係がわかると，6つの筋肉の同定がとても簡単になります。

長掌筋が見つからない人はいませんか？　円回内筋，橈側手根屈筋と追っていって，その次に出てくるはずの楕円形の構造物が出てこない…。もしかしたら，あなたは，長掌筋がない人かもしれません。報告によって差はありますが，わたしたちのおよそ1割が，長掌筋がない，もしくは筋腹として確認できないそうです。一方で，プローブを当てる場所がずれているせいで長掌筋を同定できない場合もあります。まずは本当に長掌筋がないかどうか確認しましょう。長掌筋は肘から離れるとすぐに筋腹が急激に細くなります（図6）ので，プローブが肘から離れてしまうと，長掌筋がうまく観察できません。長掌筋がうまく観察できない時は，プローブが手首のほうにずれていないか確認しましょう。そして，プローブを肘のほうに動かして，本当に長掌筋がないかどうかチェックします（動画2）。

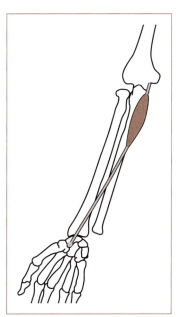

図6　長掌筋
長掌筋は前腕の近位で筋腹（濃茶色）がなくなり，腱（薄茶色）に移行する。

動画2　どこ行った？　長掌筋の見つけ方

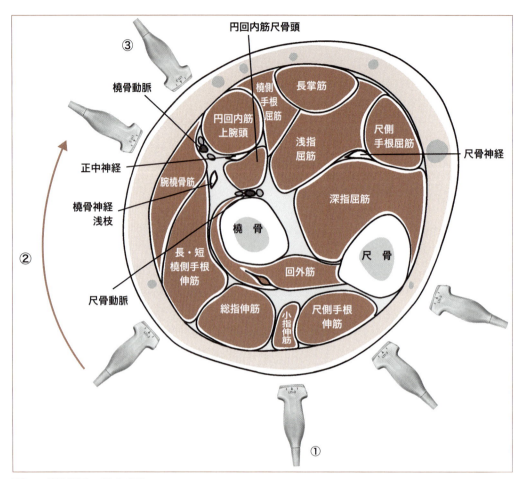

図7 前腕世界一周 南半球

前腕世界一周 南半球

さて，次は前腕世界一周の南半球です。今度は最初に**断面図**を見ていきましょう。北半球とはあえて使うモダリティーの順番を逆にすることで，脳みそをリフレッシュさせます。長い文章を読むのが苦手な人は，先に動画3を見ていただいてもかまいません。

前腕世界一周 南半球（図7）は，右下にある尺骨の部分から観察を始めていきます。まずは尺骨のとなりを見ると，少し大きめの2つの楕円形の構造物があります。これが，尺側手根伸筋と総指伸筋です。そしてこの2つの筋の間に挟まれるように，小さな円形の筋があります。これが小指伸筋です（①）。総指伸筋の左どなりには，前腕の前面まで続く大きな筋肉があります。これは（尺側から順に）短橈側手根伸筋→長橈側手根伸筋→腕橈骨筋の3つの筋肉です（②）。この3つの筋の境界は，肘から2横指遠位のレベルではうまく描出することができません。なので，今日はこの3つの筋を一緒くたに観察をして，前腕前面に戻りましょう。前腕の前面に戻ってくると，腕橈骨筋の下に橈骨動脈を観察することができます（③）。そしてその反対どなりには円回内筋上腕頭…どこかで見た風景だと思いませんか？　そう，この場所，前腕世界一周 北半球の**スタート地点**でしたね（図2）。これでめでたく前腕世界一周の旅の完成です♪

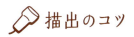 描出のコツ

1. プローブではなく腕を動かす

前腕世界一周 南半球では，プローブを動かすのではなく，**前腕自体**を動かしていったほうが楽に走査を進められます。最初に可能な限り前腕を回内させ（過回内），尺骨を身体の前面にもってきて，その上にプローブを当てます。そこからそれぞれの筋を観察していく時に，プローブは固定したまま，前腕を少しずつ回外していくと，楽に観察できますよ♪

2. 指を動かす

総指伸筋や小指伸筋は，指を曲げたり伸ばしたりすると筋腹の大きさが変わるので同定の助けになります。特に小指伸筋は小さな筋肉ですので，同定が難しいです。小指を曲げたり伸ばしたりすると，筋腹が膨らんだり縮んだりするので，小さな筋肉でも正確に同定することができます。

ではいよいよ南半球の**動画3**を見ていきましょう。断面図と文章を読んで作った頭の中のイメージを，エコーの画面上に投影していきましょう。

動画 3　Let's Go Back Home　前腕世界一周南半球

学びのコツ

点と点をつないで線にする

物事を学習する時に，違う角度から対象物を観察することは，わたしたちの理解を深めるだけでなく，習得のスピードを速くしてくれます。例えば歴史を学ぶ時に，地理学や経済学の要素を取り入れたり，勉強をする時に，書く，視る，聴く，といった違う**モダリティー**を同時に活用したり。臨床では患者の病態を正確に把握するために，レントゲンやCT，MRIといった，複数のモダリティーの比較がよく行われます。今回，前腕の筋の関係性を理解するために，エコー動画，文章，そして断面図の3つを示し，そこにみなさんの実際の実技を重ね合わせられるようにしました。こうすることによって，点と点が線になり，線と線が面になり，面と面が立体になって，より深くわたしたちの脳の中に生きた知識として根付くようになります。これは構造物同士の関係性でも同じこと。AとB，二つの構造物の関係性がわかっていれば，Aが同定できればBを同定できますし，Bを同定できればAを同定できます。（Day 6で学びます）

いかがだったでしょうか？　上手に描出できましたか？　もし南半球のほうが，北半球よりも簡単だと感じたとすれば，それはこのDay 2だけで，エコー解剖のスキルが上達した証拠です。今日お伝えした場所は，最初うまく同定できなくても，描出のコツを一つ一つ押さえて練習すれば，必ずすべての構造物を同定することができるようになります。一度にこれだけ多くの構造物を同定できる部位はなかなかないので，できるようになったら本当に楽しいですよ。

Day 3では，今日同定した筋のいくつかを長軸方向に追いかけて，長いレンジで構造物を同定していきます。今日まとめて説明した長・短橈側手根伸筋と腕橈骨筋の個別の同定方法についてもお話しします。ちなみに，今日学んだ肘から2横指遠位の部分でのほかの構造物（神経，血管，深層の筋肉）の同定については，Day 4で取り上げますので，こちらもお楽しみに♪

\ 今日のおさらい /

1 前腕の肘から2横指遠位の部分で，たくさんの屈筋群と伸筋群を観察することができる
2 プローブを動かすたびに手元を確認して，皮膚に垂直にプローブが当たっているか，プローブを当てる位置がずれていないかを確認する
3 伸筋群を描出する際は，プローブを動かすのではなく，前腕の回内・回外の動作を利用するとよい

動画

Day 2　再生リスト
動画1〜3を連続して視聴できます
https://vimeo.com/showcase/11606192?share=copy

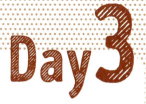

エコー解剖の奥義

プローブを速く動かす

- エコーの利点
- 大腿直筋の同定
- 円回内筋上腕頭を追いかける
- 橈側手根屈筋の観察

今日取り扱う構造物
大腿直筋　円回内筋上腕頭　橈側手根屈筋

子どもが走るのを見ていると，足の回転が速いことに気がつきます。次から次へと足が出てきて，動画を倍速で見ているかのようです。この特徴を作品の中に取り入れたのが日本を代表するアニメーション作家 宮﨑 駿です。『天空の城ラピュタ』のパズーの動きは，子どもの疾走や跳躍の特徴をダイナミックに再現しています。実は，エコー解剖を学ぶ際も，このダイナミックな動きが大事になってきます。今日は，プローブを当てる時に，普段わたしたちが見落としがちな，とても重要なプローブの動かし方についてお話ししていきます。

エコーの利点

CTと比べて，エコーのいいところってどこでしょう？
　僕は3つあると思っています。まず，被曝がないこと。そして，どこにでも簡単に持ち運べること。あと一つは何でしょうか。ヒントは「漫画」と「アニメ」です。漫画とアニメの違い，何だかわかりますか？

一番大きな違いは，静止画か，動画かということです。宮﨑 駿は，幼い頃，手塚 治虫に憧れて漫画家を目指したそうです。代表作『風の谷のナウシカ』では，アニメの企画を通すために物語を全て漫画で描いて出版しました。それを読んだスポンサーがアニメ化にGOサインを出したというのは有名な話です。
　画像モダリティーとしてのエコーの最大の特徴は，それが**動画である**ということです。レントゲンやCT，MRIが写真であるのに対し，エコーの画面は常に動いています。エコー解剖の際もプローブを動かして構造物を発見していきますし，治療の際も針の進み方や薬液の広がりをリアルタイムで確認しながら注射をします。このように動きを見ながら診察や治療を行えるということが，エコーがほかの多くの画像モダリティーに対して決定的に優れている点です。
　一方で，どんな動画を作れるかは，プローブを走査する人の**腕次第**です。プローブの扱いが下手くそだと，きれいに構造物を描出することができません。ですので，そのスキル（＝エコー解剖）の習得が，エコーを使った診療を行うために最初に越えなければならないハードルになるのです。
　今日のお話は，これさえ知っておけばエコー解剖に必要なスキルの半分はマスターしたといっても過言ではない，極意中の極意です。「動画」として構造物を同定する時に，どのようにプローブを走査すればいいのか。キーワードはプローブを動かす「速度」です。そしてその速度は，速ければ速いほどいいと，僕は考えています。

大腿直筋の同定

まずは簡単なエクササイズです。Day 2で少し扱った，大腿直筋を描出していきましょう。**図1**でわかるとおり，大腿直筋は，大腿の前面をまっすぐに走行します。これをエコーで追いかけます。まずはDay 1でやったように，プローブにゼリーをつけて，足のつけ根から膝の上まで，大腿の前面に薄く均等にゼリーを塗っていきます。この，「ゼリーを伸ばす作業自体が，構造物を上手に描出するための良いルーティンになる」とDay 1で書きましたが，その答えのヒントも**動画1**にあります。

動画1

簡単エクササイズ　大腿直筋の同定

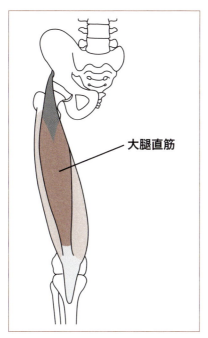

図1　大腿直筋

　さ，いかがでしょうか？　大腿直筋の同定，うまくできましたか？
　実際にやってみるとわかりますが，ゼリーを塗る時と大腿直筋を同定する時，プローブの動きはほとんど同じです。ぜひそこに注目して，もう一度**動画1**を見てください。エコーのゼリーを薄く均等に塗る作業がそのまま，構造物を短軸で同定して，それを長軸方向に描出していく動作の**練習になる**のです。しかも，ちゃんと皮膚に対して垂直にプローブを当てないと，うまくゼリーは広がりません。なので，「ゼリーを薄く均等に塗ることができる」ということは，「皮膚に対して垂直にプローブを当てながら構造物の長軸方向にプローブを動かす技術が身についている」ということになります。

円回内筋上腕頭を追いかける

　さて，ここからが今日の本題です。構造物を同定する時，僕が最も大切にしていること，それは，**「プローブを速く動かす」**ということです。「なんだ，それだけかよ」と思ってはいけません。このことを意識するだけで，エコー解剖のスキルは飛躍的に上達します。ハンズオンセミナーの参加者を観察していると，初学者であればあるほど，プローブをゆっくり動かす傾向があります。普通に考えるとそのほうが構造物を見失いにくいように思えるのですが，これが逆なのです。
　一つ例をお示ししましょう。円回内筋上腕頭を短軸で同定して，長軸方向に観察していきます。円回内筋上腕頭の同定方法は，Day 2で勉強しましたね。肘から2横指遠位で，橈骨動脈のすぐとなりが円回内筋上腕頭でした。ここからまっすぐ手首のほうにプローブを動かします。すると，円回内筋上腕頭は画面のどこに向かっていくでしょうか？（**動画2**）

> **動画2** じっくり見てみよう 円回内筋上腕頭のゆくえ

円回内筋は，図2に示したとおり，前腕を斜めに横切っていきます。肘から2横指遠位では前腕の中央付近にありますが，停止部は橈骨の外側縁（回内筋粗面と呼びます）になります。なので，肘から2横指遠位からプローブをまっすぐ手首のほうに動かすと，円回内筋の筋腹は画面の端に逃げていきます。この時，ゆっくりゆっくりプローブを動かすよりも，さっと動かしたほうが，わたしたちの脳は的確に筋腹の動きを認識してくれます。この性質は，**パラパラ漫画**に似ています。パラパラ漫画は，ある一定の速度でめくって初めてキャラクターが生き生きと動き出しますよね。構造物の長軸方向への観察もこれと同じです。え？ パラパラ漫画が何かわからない？ Z世代のみなさんは，鉄拳さんの動画（https://www.youtube.com/watch?v=XAa1CeX4dac ）で勉強してくださいね。

プローブを速く動かして，円回内筋が端に逃げていくのはわかった。じゃあ円回内筋を停止部まできれいに追いかけるにはどうしたらいいのか。それを**動画3**で説明します。ポイントはDay 2でもお話しした，**わかる場所まで戻る**，です。もし円回内筋が画面の左にずれていったら，スタート地点（肘から2横指遠位）に戻って，今度は最初よりも少し左（外側）に向けて，プローブを動かします（図3）。それを何回か繰り返すと，円回内筋の筋腹を画面の中央に収めたまま長軸方向に追えるようになります。

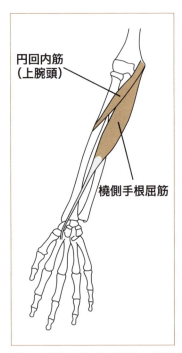

図2 円回内筋（上腕頭），橈側手根屈筋

> **動画3** こうやって修正する！長軸方向のプローブ走査

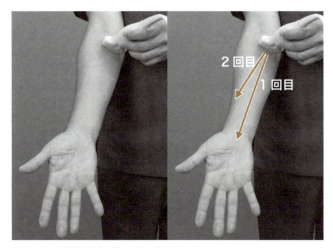

図3 円回内筋の観察の修正方法
円回内筋が画面の左にずれたら，2回目は1回目よりも左（外側）に向けてプローブを動かす。

橈側手根屈筋の観察

それでは次に，同じ要領で，橈側手根屈筋を観察していきましょう（**動画4**）。橈側手根屈筋は，手首のほうに向けてまっすぐ伸びているので（**図2**），円回内筋よりも長軸方向への同定が簡単です。橈側手根屈筋は，肘から2横指遠位の部分で，円回内筋のとなりでしたね（**図4**）。橈側手根屈筋を画面の真ん中に描出したら，そこからまっすぐ手首に向けてプローブを動かします。ためらってはいけません。すーっと，すばやくプローブを動かしましょう。橈側手根屈筋は比較的緩やかに筋腹が小さくなって，前腕遠位1/3くらいのところで筋腹が見えなくなって，橈側手根屈筋腱として手首のほうに伸びていきます。わからなくなったら，何度でも，わかる場所まで戻ります。そうやってプローブを動かしていくうちに，ついには橈側手根屈筋をピタッと画面の真ん中に収めたまま手首まで追えるようになります。そればかりか，この操作を繰り返すことで，**となり合う**構造物の走行も潜在的に脳みそに焼き付いていくのですが，これはまた別の日のお話♪

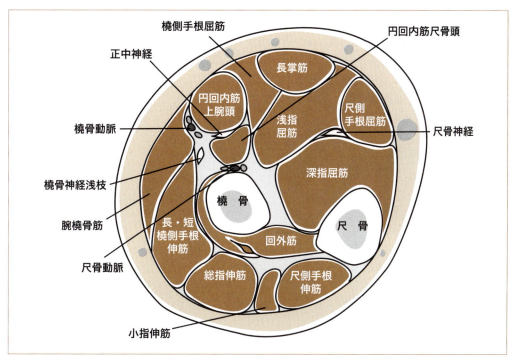

図4　前腕世界一周の地図

動画4
全速力で駆け抜けよう！ 橈側手根屈筋の観察

学びのコツ

なぜ筋肉ファーストか？

Day 2 と Day 3 ではひたすら筋肉の同定ばかり行ってきました。「おいおい，筋肉ばっかりかよ」と思った方もいるでしょう。ではなぜ最初に筋肉を同定してきたか。それは筋肉が神経よりも大きくて**同定が簡単**だからです。

末梢神経の中には，エコーで見えやすいものと見えにくいものがあります。そして，比較的見えやすいとされている神経でも，患者さんの体格によっては同定が困難な場合もあります。その点で筋肉は，多少のバリエーションはあるにせよ大きくて同定しやすく，神経を見つけるための素晴らしい指標になります。例えば正中神経がエコーで描出しにくくても，「必ず円回内筋上腕頭の下にある」ということを知っていれば，それを手がかりに探せます。僕は今，この原稿を書きながら「日本橋イチノイチノイチ」というお店で LiSA の編集長と待ち合わせをしていますが，このお店の正確な場所がわからなくても，日本橋川の北岸にあるのか南岸にあるのかを知っていたら，歩きながらお店を探すことができますよね。

最後に，Day 2 の前腕世界一周 南半球でやり残した，長・短橈側手根伸筋と腕橈骨筋を別々に同定する方法を**動画 5** で勉強していきます。この 3 つの筋は，前腕世界一周の場所（肘から 2 横指遠位）では上手に分離することができません。もっと遠位，肘と手首のちょうど中間くらいできれいに同定できるのです。この時も，今日学習した「プローブを速く動かす」というスキルが重要になってきます。

動画 5　筋腹が現れるところを探そう　長橈側手根伸筋の同定

今日僕がみなさんにお伝えしたかったのはたった一つ，「プローブを速く動かす」ということだけです。とてもシンプルなアイディアですが，初学者には一番大事にしていただきたい僕のメッセージです。エコーの画面を静止画で見ると，お世辞にも解像度がいいとは言えません。だからこそプローブを動かしながら，動画として構造物を観察していくことが大事なのです。プローブを速く動かすことで，わたしたちの脳は驚くほどたくさんの情報を動画として受信しています。それを繰り返すことでこれらの情報が**ストレージ**として潜在的に脳に蓄積されていきます。そしてそれは，思いもよらない瞬間にリンクして，点と点が線でつながります。山道を登っている時に，目の前に茂っていた木々が切れて広大な景色が眼前に広がった時のように，構造物同士の関係性が立体として頭の中に構築されるのです。その瞬間が訪れる日まで，楽しくエコー解剖を勉強していきましょう！

Day 4 では，プローブを細かく動かす方法について学んでいきます。細かい走査をする時にも，プローブを「〇〇」く動かすことが重要です。「〇〇」の答えはもうみなさんわかりますね♪

\ 今日のおさらい /

1 プローブは速く，大きく動かす。速ければ速いほど画像の変化がダイナミックになり，構造物の同定が容易になる
2 構造物が画面の端にずれていったら，もとの場所まで戻って，ずれた方向に向きを変えて再びプローブを動かす
3 ゼリーを薄く伸ばす作業は，皮膚に垂直にプローブを当て，そのまま速くプローブを動かし目的とする構造物を長軸方向に観察する良い練習となる

動画　**Day3　再生リスト**
動画1〜5と次のコラムの動画を連続して視聴できます
https://vimeo.com/showcase/11606195?share=copy

COLUMN

ドプラーモードについて

ドプラーモードとは，血流を波形や色で表示してくれるエコーの機能で，血管がどこにあるか探す時に非常に役に立ちます。ドプラーモードには，パルスドプラー，カラードプラー，パワードプラーなど，いくつかの種類がありますが，本書で使用するのはカラードプラーモードだけです。本書でエコーの勉強を始めた方は，そろそろ装置の使い方に慣れてきた頃だと思います。ぜひこの機会に，カラードプラーモードのONとOFFのスイッチがどこにあるか覚えておきましょう。カラードプラーモードをONにすると，エコーの画面上に四角い枠が出てきます。そしてこの四角い枠を血管のある場所に移動させると，血管に**赤い色**や**青い色**が着きます（図）。この時，動脈が赤く光れば伴走する静脈は青く光り，動脈が青く光れば伴走する静脈は赤く光ります。どちらが動脈かは，色ではなくて，光の強さの変化で確認します。動脈は常に拍動しているので，カラードプラーモードで観察すると，心拍にあわせて，光が強くなったり弱くなったりします。それに対して静脈は，動脈に比べて拍動の影響を受けないので，この光の強弱がかなり小さいです。いろんな部位の動脈をカラードプラーモードで観察した様子を**動画**にまとめましたので，参考にしてください。

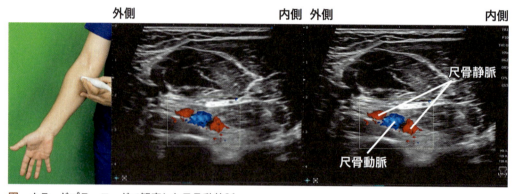

図　カラードプラーモードで観察した尺骨動静脈

動画　カラードプラーで見てみよう　いろんな動脈の同定

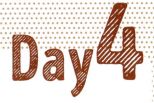

プローブを速く細かく動かす

前腕世界一周 Complete Edition ♪

- 正中神経の同定
- 尺骨動脈の同定
- 橈骨神経の同定
- 尺骨神経の同定

今日取り扱う構造物
正中神経　尺骨動脈　円回内筋尺骨頭　尺骨神経
回外筋　橈骨神経深枝　橈骨神経浅枝

Day 2 でわたしたちは前腕世界一周について学びました．肘から 2 横指遠位で，プローブをぐるっと回すだけで，12 個の筋肉を同定することができました．しかし Day 2 は実は序章にすぎません．なぜなら，前腕には Day 2 で学んだ以外にも筋肉があり，血管があり，そして神経があるからです．これらの構造物を学ばずして「世界一周」というのは，パリとニューヨークとハワイだけ観光して，世界一周旅行をしたと豪語するようなものです．今日は，Day 2 で触れなかった前腕の構造物を同定して，真の前腕世界一周の旅を完成させます．

Day 3で勉強した，プローブを速く，大きく動かす方法は，骨格筋のような大きな構造物を同定するのに適していますが，神経や血管などの細い構造物を同定する時は，もう少し繊細なプローブの走査が必要になってきます。それは，プローブを細かく動かす，ということです。そしてプローブを細かく動かす時も，プローブを**速く**動かします。エコーで構造物の同定を練習する時は，どんな時でもプローブを速く動かす。これが僕の信念であり，エコー解剖のひろばの極意でもあります。

正中神経の同定

早速，**動画1**を見ていただきましょう。円回内筋上腕頭の真下を通る正中神経を観察します。Day 2を思い出して，肘から2横指遠位のところで円回内筋上腕頭を画面の中央に描出します。正中神経はこの下を外側から内側に向かって横切っていきます（**図1**）。この時，円回内筋上腕頭の走行に沿ってプローブを速く細かく動かして正中神経を同定します。まずはその様子をご覧ください。

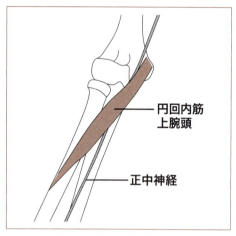

動画1
円回内筋上腕頭の下を探す
正中神経の同定

図1 円回内筋上腕頭と正中神経

 正中神経 描出のコツ

1. 肘から2横指遠位の部分で円回内筋上腕頭を同定する。
2. そこから1cmくらいのレンジでプローブを速く細かく往復させて，正中神経が円回内筋上腕頭の真下にくる部分を見つける（**図2**）。プローブを速く細かく長軸方向に動かすと，神経が見えにくいところを通り越して再び見やすいところに辿り着くので，走行を追いやすい。

いかがでしたか？ Day 3からの繰り返しになりますが，構造物を同定するためには，プローブを速く動かすことが大事です。そうやって，まずは1か所，目的の構造物が最もはっきり見える場所をみつけます。次に，その場所を起点として，細かくプローブを動かして，構造物の走行の**全体像**を脳にインプットしていきます。そして最後に，これまで同定した範囲より広い範囲に大きくプローブを動かして，より長いレンジで構造物を観察していくのです。

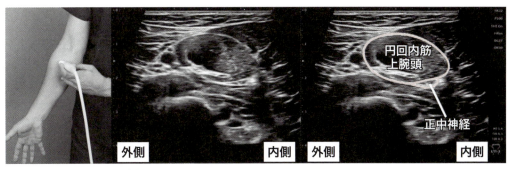

図2　エコーで見た正中神経

尺骨動脈の同定

さて次は尺骨動脈を同定していきましょう。尺骨動脈は，肘の近くで上腕動脈から分岐します。もう一方の分枝は，そう，橈骨動脈でしたね（図3）。尺骨動脈の起始部については，Day 1の動画5で復習できますので，そちらをご覧ください。

復習
Day 1 動画5　構造物の同定　橈骨動脈

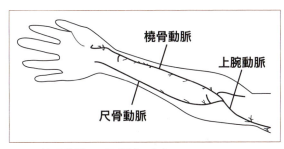

図3　橈骨動脈と尺骨動脈の走行

上腕動脈から分岐した尺骨動脈は，左右に1本ずつ尺骨静脈を従えて，深層へと潜っていきます（図4）。その後，尺骨動脈がどこを通るか，これがとても大事になります。正中神経は円回内筋上腕頭の下を通っていたのに対し，尺骨動脈はもう一つ下の層，円回内筋尺骨頭の下を通ります。これらの構造物を表層から読み上げると，円回内筋上腕頭→正中神経→円回内筋尺骨頭→尺骨動脈の順になります（図5）。円回内筋上腕頭の下で正中神経を同定できれば，その下にあるのが円回内筋尺骨頭で，円回内筋尺骨頭を同定できれば，その下にあるのが尺骨動脈だということがわかります。逆に，正中神経と尺骨動脈を同定することができれば，その間にあるのが円回内筋尺骨頭だということがわかるのです。これが，Day 2の「学びのコツ」でお話しした**「構造物同士の関係性」**になります。この構造物同士の関係性については Day 6で詳しくお話しします。

> 動画2　円回内筋尺骨頭が鍵　尺骨動脈の同定

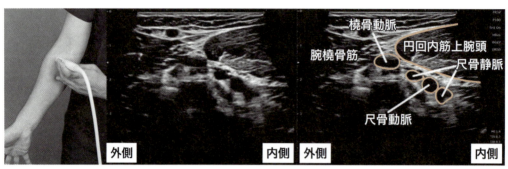

図4　尺骨動静脈起始部付近

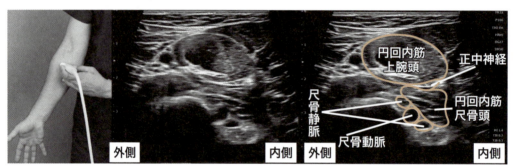

図5　円回内筋と正中神経，尺骨動脈の位置関係

尺骨動脈　描出のコツ

1. 円回内筋上腕頭の上でプローブを長軸方向に動かし，正中神経を挟んでその下にある円回内筋尺骨頭を同定する。
2. 円回内筋尺骨頭に注目しながらプローブを速く細かく動かす。円回内筋尺骨頭の深層を画面**外側から内側に**通り抜けていく，中が黒い円形の構造物が尺骨動脈である。
3. 次に，尺骨動脈の起始部を同定する。肘のしわの部分にプローブを当て，上腕動脈を同定したら，そこから遠位にプローブを動かし，上腕動脈が尺骨動脈と橈骨動脈に分かれるところを同定する。
4. 尺骨動脈は，左右に1本ずつ尺骨静脈を伴い，円回内筋尺骨頭の下に潜っていく。必要に応じてドプラーモード（カラードプラーでもパルスドプラーでも可）を使用する。

円回内筋尺骨頭は小さな筋肉なので，正中神経と尺骨動脈を先に同定してその間を探すというアプローチが非常に有効です。円回内筋尺骨頭がない，もしくは細すぎてエコーで筋腹として捉えられない人が1〜2割はいます。正中神経と尺骨動脈が離れずにずっと伴走していくような場合は，「あ，この人は円回内筋尺骨頭の筋腹がない人なんだな」と理解してください。

橈骨神経の同定

それでは次に，橈骨神経を観察していきましょう。橈骨神経は，図6のように肘の少し下で浅枝と深枝に分かれます。肘から2横指遠位の部分では，すでに分枝していますので，ここでは，この二つの枝が分岐する前から観察を始めましょう。

肘のしわの部分にプローブを当てます。前腕は回外位で，前腕の前面からプローブを当ててください。画面の浅い部分に，外側から大きくくさび状に入り込んでいるのが，腕橈骨筋です（Day 2参照）。そして橈骨神経は，この腕橈骨筋の下に存在します（図7）。多くの場合，橈骨神経の浅枝と深枝は，**となり合う**中が黒い小さな丸として描出することができます。外側が深枝，そして内側が浅枝です。ここから少しエコーのプローブを手首のほうに動かすと，深枝が画面の奥のほうに沈んでいきます。残った浅枝は，橈骨動脈の外側を，橈骨動脈に近づいたり離れたりしながら走行していきます。一方，深枝を追っていくと，その下に回外筋が現れ，橈骨神経深枝は回外筋の中に潜っていきます。この部分までを動画3で描出しましょう。

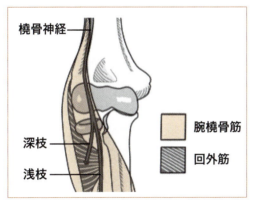

動画3
ハイレベル！
橈骨神経の同定

図6　橈骨神経

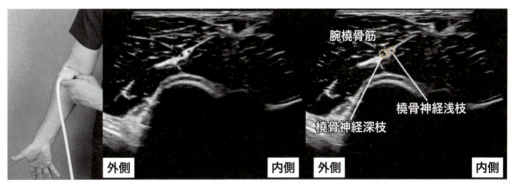

図7　エコーで見た橈骨神経

橈骨神経　描出のコツ

1. 橈骨神経は，肘のしわの部分で前腕の少し外側に位置する。プローブを少し外側寄りから当てると，腕橈骨筋が広く張り出し，その下にある橈骨神経も同定がしやすくなる。

2. 橈骨神経浅枝は蛇行しながら，いくつもの細い血管と交差する。これらの血管は見え方が神経そっくりなので非常に混同しやすい。神経か血管かわからなくなったら，わかるところまで戻って，もう一度プローブを少し進める。じわじわと同定できる陣地を少しずつ広げるようにプローブの往来を繰り返す。
3. プローブを小刻みに動かすだけでなく，時には思い切って大きく動かすと，神経のつながりが見えることがある（後述）。
4. 橈骨神経深枝は回外筋の筋内腱とともに回外筋の深部に向かう。回外筋の筋内腱は回外筋の中を斜めに走行する白いすじとして観察できる。この白いすじに注目しながらプローブを遠位に動かす。

橈骨神経は，浅枝も深枝も非常に小さく見えるので，最初はどうしても途中で見失ってしまいます。でも大事なことはいつも一緒，わからなくなったら**わかるところまで戻る**ことです。そしてそこからもう一度プローブを動かすのですが，この時は適当でいいので，プローブを動かす幅を変えてください。時には**小**さく，時には**大**きく，わかるところを起点として，何度もプローブを往復させます。末梢神経は観察しやすいところと観察しにくいところがあるので，プローブを動かす幅を大きくすると，見えにくいところを通りすぎて，再び神経を同定できることがあります。気をつけることは一つだけ。プローブを動かす幅は変えても速度は変えない，プローブはいつも速く動かす，ということです。

尺骨神経の同定

最後に尺骨神経を観察していきましょう。尺骨神経は，今日紹介する構造物の中で一番同定が簡単です。Day 4 をがんばって最後までついてきてくれたみなさんには，ちょっと拍子抜けかもしれません。「なぜこれを先にやらないのか！」とお叱りを受けるかもしれませんが，食後の甘いスイーツだと思って楽しんでください。

尺骨神経は肘の近くから手首の近くまで，ずっと尺側手根屈筋の深層を伴走しています。すなわち，尺側手根屈筋を追いかけることができれば，尺骨神経も追いかけることができます。尺側手根屈筋の同定方法は Day 2 でお話ししましたが，今回はもっとシンプルな方法を紹介します。前腕を回外して内側からまっすぐプローブを当てます。肘から 2 横指以上離れたところであれば，場所はどこでもかまいません。プローブを当てた時に，画面の中央付近に現れるコロッとした楕円形の構造物が尺側手根屈筋です。そしてこの尺側手根屈筋の深層にぴょんと生えているように見えるのが尺骨神経です（僕はこれを**「ぶたのしっぽ」**と呼んでいます）（**図 8**）。あとは，尺側手根屈筋を見失わないようにプローブを動かすだけ。見失う可能性はほとんどありませんので，ここぞとばかりに速く動かしましょう（**動画 4**）。

| 動画 4 | ぶたのしっぽ　尺骨神経の同定 | |

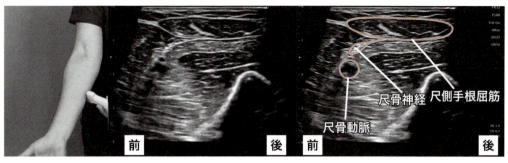

図8　エコーで見た尺骨神経

🔊 尺骨神経　描出のコツ

1. 尺側手根屈筋と尺骨神経を見つけたら，とにかく常に前腕の内側側からまっすぐプローブが当たることを意識して，プローブを速く大きく動かす。
2. 前腕の遠位では，尺骨動脈が尺骨神経と伴走する。それらしい構造物が現れたら，カラードプラーを使って尺骨動脈を同定する。

わたしたちは Day 2 から Day 4 にわたって，前腕の構造物を同定するためのさまざまなプローブの走査方法について学んできました。これらをすべて駆使することで，どんな構造物でも同定することができるようになります。まずは今日まで勉強したやり方で，それぞれの構造物を同定してみてください。そして，次に，長軸方向にプローブを動かして，同定した構造物の全体像を観察してみてください。わからなくなったらわかるところまで戻ること，そして，プローブを速く動かすこと。この2点を守っていけば，前腕の広い範囲で，自由に構造物を同定できるようになります。そしてさらには，前腕だけではなく，**全身の構造物**も上手に同定できるようになります。

Day 5 は，エコーの深度についてお話しします。こちらも極めて単純なことですが，多くの初学者が，間違った深度でエコー解剖を勉強しています。上達の鍵は Day 1 でお話しした深度4 cm。深度は，○○ければ○○いほうがいい。みなさんには，この答え，もうおわかりですね？

＼今日のおさらい／

1 小さな構造物を同定する時は，プローブを細かく，そして速く動かす
2 構造物を見失ったら，わかるところまで戻って，そこからもう一度プローブ動かす
3 プローブを動かす幅を変えると，構造物の連続性を把握しやすくなる

動画
Day4　再生リスト
動画1〜4を連続して視聴できます
https://vimeo.com/showcase/11606445?share=copy

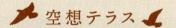

空想テラス

「忘れられないキス」to kiss? or kissing?

「君とキスしたことを忘れない（ずっと覚えている）」は英語でなんと言うでしょうか？
 ① I will always remember kissing you.
 ② I will always remember to kiss you.

英語の不定詞（to V）と動名詞（V ing）の違いを理解するのはなかなか難しいですが，前の動詞と後ろの動詞の時系列の関係から，ざっくりとですが分けることができます。これから起こることについて話す時は不定詞を，すでに起こったことについて話す時は動名詞を使います。「君とキスしたことをずっと覚えている」という文では，「キスした」という昔の出来事について話しているので正解は①の "I will always remember kissing you." になります。②だと，これからキスするのを忘れないという意味になるので，「結婚してからも毎日**行ってきますのチュー**をするからね♡」と言いたい時に使います。

　実はエコーのプローブの動きを表す言葉にも，この不定詞 or 動名詞の問題が絡んできます。エコーの走査で，"slide"（＝スライドする）や，"tilt"（＝チルトする）という動作がありますが，これを名詞で表現する時に，そのまま動詞の原形で，スライド，チルトと呼ぶか，スライディング，チルティングと呼ぶかがまだ統一されていないようなのです。スライドをスイープ，チルトをファンと呼ぶ人もいて，エコー解剖を学ぶ人たちの中で混乱が続いています。ただ，とりあえず今のところ，みなさんはそんなことに頭を悩ませる必要はありません。構造物の同定はスライド走査だけでほぼ完結するので，とりあえずスライド走査という名前だけ覚えておいていただければ十分です。

　ところがハンズオンセミナーに参加すると，スライド走査以外のさまざまな走査について教わることがあります。その理由は，そもそもハンズオンセミナーでは構造物を自分で同定する必要がないからです。講師の先生がプローブを当てる位置をあらかじめ教えてくれるので，スライド走査を駆使して一から構造物を同定する必要はないのです。むしろそこで学ぶのは，構造物を**より鮮明に**描出する能力です。そこで生きてくるのが，チルトやコンプレッションという走査です（後述）。もちろんそのようなスキルも大変重要ですが，そもそも構造物を同定できなければ美しさもくそもありません。繰り返しますが，臨床の現場に講師はいません。自分一人で一から構造物を探し出さなければならないのです。そのために必要な動作は，ほとんどの場合「プローブを速く動かす（スライドさせる）」ことだけです。まずはこのスライド走査を徹底的に勉強したうえで，ローテーション（Day 11）やチルト（Day 12）といった"**おしゃん**"な走査を学んでいきましょう。

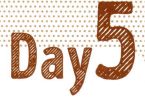

広い視野を確保する
エコーの深度

- エコー解剖に最適な深度
- 構造物同定クイズ
- 浅いほうがいい場合

今日取り扱う構造物
橈側手根屈筋　浅指屈筋　腕橈骨筋　C6 頸神経（腕神経叢）　橈骨神経浅枝

Day 3 と Day 4 では，プローブを動かす速度について勉強してきました。プローブは速く動かしたほうが，構造物を上手に同定することができます。今日は，エコーの深度について学びます。構造物を探していく時，エコー画面のどれくらいの深さに目的とする構造物や周囲の構造物を映すようにしたらいいのか。これがわかっていないせいで，エコー解剖が上達しない人を僕はたくさん見てきました。エコーの最適な深度について，勉強していきましょう。

エコー解剖に最適な深度

構造物同定の際に本書ではこれまで一貫してエコーの深度を4cmにして構造物を観察してきました。「ちょっと深すぎでは？」と思った方がいるかもしれませんが，実はこの深さこそが，前腕の構造物を同定するためのもう一つの鍵であり，極端な言い方をすると，エコーの深度は**深ければ深いほうがいい**と僕は考えています。それはなぜか。答えは簡単。深いほうが，より多くの構造物を一つの画面の中に同時に描出できるからです。初学者は，目的の構造物を画面いっぱいに映そうとします。なぜなら，そのほうが目的とする構造物がより大きく描出できるからです。しかし，構造物の同定という点においては，この浅い深度は上達の足かせになります。Day 3，Day 4でも繰り返しお話ししたとおり，構造物を同定するためには，周囲の構造物との関係性が何よりも重要です。図1はおなじみ前腕世界一周から，中央にあるのは橈側手根屈筋です。ただし，エコーの深度はいつもより浅く2cmにしています。画面左には円回内筋上腕頭が，そして画面右には長掌筋の筋腹があります。しかし，その深部の筋（☆）については，表層が辛うじて見えているにすぎません。次に，深度を4cmにしてみましょう（図2）。先ほど深層に見えていた筋は浅指屈筋だったことがはっきりとわかります。そしてその周囲には，円回内筋尺骨頭や深指屈筋の筋腹も観察できます。この二つの図を見比べると，視野の広さの違いは明らかです。

このように，視野を広く保ち，目的とする構造物と周囲の構造物を含めた**全体像**を描出することは，構造物同定の大きな助けになります。一つの構造物を見つけるための手がかりが多ければ多いほど，どんな人の身体でも正確に構造物を同定できるというわけです。

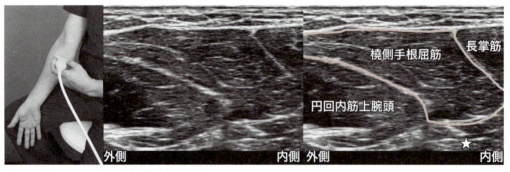

図1 深度2cmで観察した橈側手根屈筋

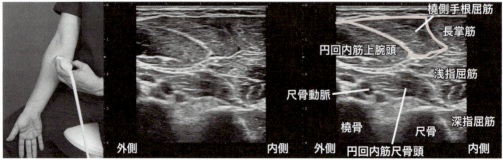

図2 深度4cmで観察した橈側手根屈筋

では，どのくらいの深度にするのが，構造物の同定にとって最適なのでしょうか？　もちろん探す構造物の大きさや深さにもよりますが，基本的には，その「部位」にあるすべての構造物がほぼほぼ画面に収まる程度を僕は一つの基準にしています。先ほどの橈側手根屈筋の同定であれば，前腕の前面の構造物が，画面にしっかり収まる深さということになります。図2の深層を見てみると，浅指屈筋の筋腹の下に尺骨の骨輪郭までが見えます。いつもの断面図（図3）で見ると，おおよそ黒い四角で囲った部分が映っているということになります。ね，前腕前面の構造物がちゃんと画面の中に納まっているでしょう。それなら，**もっと深く**するとどうなるか？　同じ場所で深度を6cmにすると図4になります。いかがですか？　さすがにやりすぎ？　確かにそうですね。これはこれで面白いですし，エコー解剖に慣れてきたら，このような極端な深度で構造物を観察すると，今まで気がつかなかった構造物同士の関係性に気づくこともありますが，まずは4cmの深度で前腕を観察していきましょう。もちろん，ご自身の好みや腕の太さに合わせて，深度を調節していただいてかまいません。

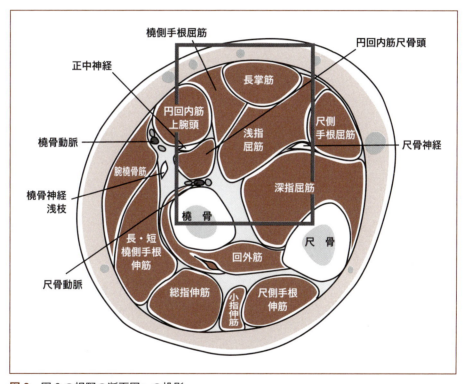

図3　図2の視野の断面図への投影

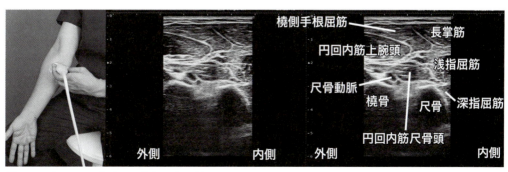

図4　深度6cmで観察した橈側手根屈筋

広い視野を確保する：エコーの深度

構造物同定クイズ

さあ，ここからは楽しいクイズです．深度4cmのよさを理解してもらうために，あえて深度2cm画像の中に映っている構造物が何か，ヒントを参考に考えてもらいます．そして後から，深度4cmの画像を見ながら，答え合わせをしていきます．気楽にやってみてください．

問題1

前腕のある部位にプローブを当てたところ，図5のような画面が得られた．中央の構造物の名前は何か？　答えなさい．

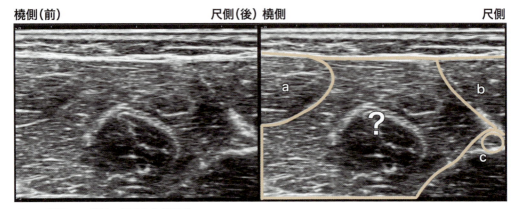

図5　問題1　前腕で観察した構造物

ヒント

1. 大きさと形から，これが筋肉であることは容易にわかります．深部では，筋肉の輪郭が途切れていて，画面に映っているのは，どうも筋肉の一部のようです．
2. 画面の左右を観察すると，二つの丸っこい構造物（a, b）があり，これもどうやら筋肉のようです．
3. 問題の筋は，上記の二つの楕円形の筋に，**くさび**のように挟まれています．このような，丸，くさび，丸の繰り返しは，前腕のある場所で特徴的でした．そう，前腕世界一周 北半球（Day 2参照）でしたね．
4. 前腕世界一周 北半球では，円回内筋上腕頭，長掌筋，尺側手根屈筋という三つの楕円形の筋の間に，橈側手根屈筋と浅指屈筋がくさびのように挟まっていました．正解はこの二つの筋のどちらかのようです．
5. 右側の楕円形の筋肉（b）の下を見ると，何か尻尾のようなものがぶら下がってますね（c）．これ，何でしたっけ？　そう，尺骨神経です．Day 4でやりましたね（ぶたのしっぽ）．

というわけで，画面右側の楕円形の筋肉（b）が尺側手根屈筋になるので，画面左側の楕円形の筋肉（a）は長掌筋です．問題の筋は尺側手根屈筋と長掌筋，この二つの筋肉に挟まれている筋肉ということで，

答え：浅指屈筋（図6，動画1）

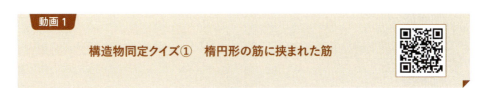

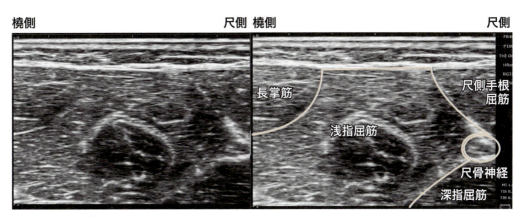

図6　問題1の答え

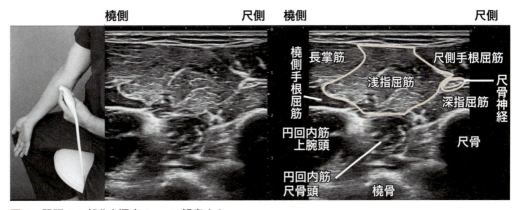

図7　問題1の部分を深度4cmで観察する

正解がわかったところで，深度を4cmにしてもう一度構造物を観察します（図7）．いかがでしょうか？　深度を変えるだけで，これだけたくさんの構造物を観察できるようになります．浅指屈筋全体が画面に収まっていて，円回内筋や深指屈筋，そして尺骨など，周囲の構造物もはっきりと確認できます．

問題 2

再び前腕のある部位にプローブを当てたところ，図 8 のような画像が得られた．中央の構造物の名前は何か？　答えなさい．

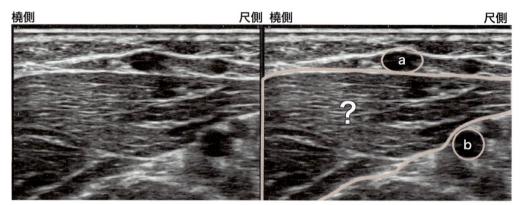

図 8　問題 2　前腕で観察できる構造物

ヒント

1. さて，今度はさらに何が何だかわからない画面ですね．画面左から大きな筋が一つ入ってきていて，画面右端表面に血管（a）が 1 本．ところがよく見ると，もう少し奥のほうにも，**黒く抜けた構造物**（b）があるようです．これが大きなヒントになります．
2. カラードプラーを当てると，この黒く抜けた構造物は強く拍動しています（図 9）．これはどうも，動脈のようです．
3. 前腕には橈骨動脈と尺骨動脈，二つの動脈がありました．尺骨動脈は，常に尺側手根屈筋に伴走しています（Day 4 参照）．しかし，この問題の画面には，尺側手根屈筋らしい構造物は見当たりません．したがって，これ（b）は橈骨動脈になります．

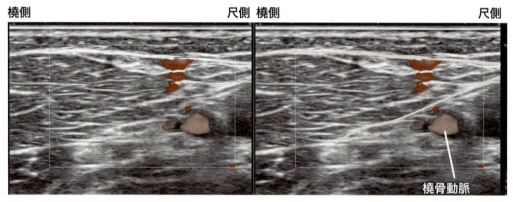

図 9　画面右下に橈骨動脈を観察できる

前腕を通じて，橈骨動脈の外側から覆い被さるように張り出している大きな筋は一つしかありません．前腕世界一周 南半球のゴール地点で観察した筋ですね．ということで，

答え：腕橈骨筋（図 10，動画 2）

> 動画2
> 構造物同定クイズ②　前腕最大の筋（群）

正確には，図10の点線で示したところに腕橈骨筋の深層の筋膜がありますので，問題の構造物は腕橈骨筋と長橈側手根伸筋のコンプレックス，ということになります．最後に，深さ4cmでもう一度確認しましょう（図11）．この深度なら，全体的な構造がよくわかりますね．腕橈骨筋の深層にある回外筋や橈骨もはっきり確認することができますし，画面右側には前腕世界一周 北半球のスタート地点である円回内筋上腕頭も観察できます．

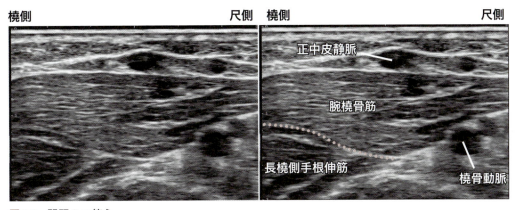

図10　問題2の答え

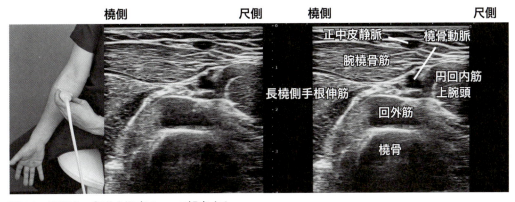

図11　問題2の部分を深度4cmで観察する

広い視野を確保する：エコーの深度　　051

問題 3

頸部のある部位にプローブを当てたところ，図 12 のような画像が得られた。丸で示した構造物の名前は何か？　答えなさい。

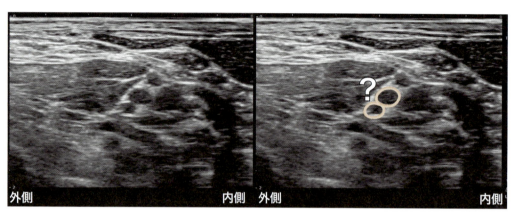

図 12　問題 3　頸部で観察できる構造物

ヒント
1. 一番のヒントは，麻酔科医が大好きなあれということでしょう。丸くて黒い小さな構造物が縦に三つ並んでいて，問題の構造物は，その二つ目と三つ目の黒い丸です。この構造物については，今日まで一度も触れていません（そもそもまだ首についての勉強してないですね）。
2. 構造物の種類としては，これは神経です。問題 1 の図 6 の中の尺骨神経と比べて，太さはどうですか？　明らかに**太い**ですよね。頸部で観察される一番太い末梢神経，そう，これは斜角筋レベルで腕神経叢を観察しているのです。
3. 斜角筋レベルでは，腕神経叢は一番上が C5 で，その下に C6，C7 と並んでいきます。

問題の画像では，一番上の黒い丸が C5 頸神経になりますので，二つ目と三つ目の黒い丸は，

答え：C6 頸神経（図 13，動画 3）

動画 3　構造物同定クイズ③　麻酔科医が大好きなあれ

C6頸神経は，多くの場合，このように二つの丸に分かれて見えます。腕神経叢を挟んで，画面左側が中斜角筋，画面右側が前斜角筋ですね。こちらも深さを4cmにして見ていきましょう（**図14**）。腕神経叢の深層やや左に出てくる骨輪郭，これがC7後結節になります。ちょうどC7が出てくるところですね。対応する前結節がないので，これがC7だということがわかります。

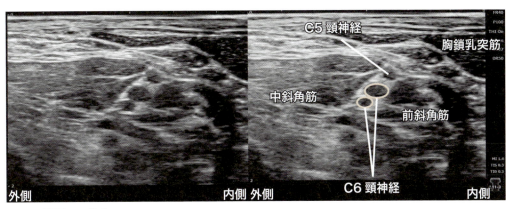

図13　問題3の答え

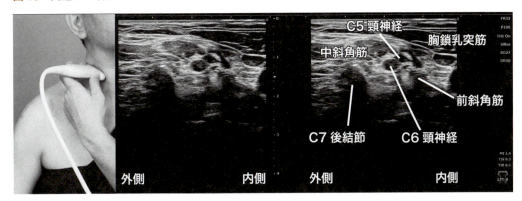

図14　問題3の部分を深度4cmで観察する

いかがだったでしょうか。浅い深度で，限定された視野の中で構造物を同定することはこれまで培った知識の良い復習につながります。ただ，臨床の現場では，深度を浅くしてわざわざ同定を難しくする必要はありません。最初から深い深度で，広い視野の中で構造物を探していけばいいのです。繰り返しになりますが，エコーによる構造物の同定に何よりも重要なのは，**周囲の構造物との関係性**です。構造物の大きさは人それぞれで，時にバリエーションがあります。正確に目的の構造物を同定するには，たくさんの手がかりを画面上に描出しておいたほうがいいのです。一方，治療をする時など構造物を画面いっぱいに大きく映したい時は，深い深度で構造物を同定した後に，深度を浅くすればいいでしょう。

浅いほうがいい場合

構造物を同定する時は，エコーの深度は深く，が原則なのですが，逆に浅いほうがいい時もあります。それは，構造物の内部構造を詳細に観察したい時です。図15は，肉離れエコーの日本の第一人者，わだ整形外科クリニックの**和田 誠 先生**からお借りした大腿直筋の肉離れのエコー画像です。長軸像，短軸像ともに，筋構造が破綻し，血腫が形成されている様子が美しく描出されています。エコーの深度に注目してください。深度を浅くして，画面いっぱいに大腿直筋を映し出していますよね。そのほかに，**小さな構造物**を描出する時も，ある程度深度を浅くしてあげたほうが有利な場合があります。Day 4 動画3を見て，「橈骨神経ちっちゃすぎてわかんないよ！」と感じた方はいませんか？ もちろんたくさんの構造物が画面に映っていたほうが構造物の同定には有利なのですが，目的とする構造物が見えなくなってしまっては本末転倒です。深度を浅くして，橈骨神経の浅枝を追いかけた**動画4**を作りましたので，ぜひDay 4の動画3と見比べてみてください。

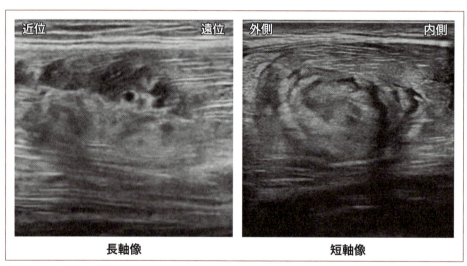

図15 大腿直筋の肉離れのエコー像（わだ整形外科クリニック 和田誠院長のご好意による）
長軸像では，大腿直筋の筋線維の走行が画面中央の広い範囲で途絶している。短軸像では，筋内腱周囲に同心円状に血腫ができる "Bull's eye" と呼ばれる所見が観察できる。

| 動画 4 | 深度を浅くしてみてみよう！ 橈骨神経浅枝の観察 |

| 復習 | Day4 動画3 ハイレベル！ 橈骨神経の同定 |

Day 3 からDay 5 にかけて，初学者が見落としがちなプローブの走査方法について勉強してきました。最初は，構造物を見逃さないように，浅い深度で，ゆっくりとプローブを動かしがちですが，それではいつまでたってもエコー解剖は上手になりません。視野を広げて，プローブを速く動かすことで，目的とする構造物の同定が容易になるだけではなく，周囲の構造物を同定するために必要な知識も**無意識**のうちに脳に焼き付いていきます。本書を通じて培った技術は，ありとあらゆる場所で，みなさんを正しいエコー解剖へと導いてくれます。確かな技術と豊かなイマジネーションで，エコーを使う喜びをどんどん感じてください。

Day 6 は，前半の集大成になります。Day 1 から Day 5 で学んだことをフルに活かして，これまで繰り返し述べてきた構造物同士の関係性について勉強していきます。お楽しみに〜♪

\ 今日のおさらい /

1 エコーの深度を深くすることが，エコー解剖の上達につながる
2 深度は，目的とする構造物が存在する部位全体が画面に収まるくらいがいい
3 小さな構造物や表層の構造物を追いかける時は，深度を浅くする

動画

Day5　再生リスト
動画 1 〜 4 と次のコラムの動画を連続して視聴できます
https://vimeo.com/showcase/11606199?share=copy

COLUMN

コンベックスプローブについて知ろう

本書ではこれまで基本的にリニアプローブを使ってきました．今後もその方針は変わりませんが，Day 5になって，プローブの使い方にも慣れてきた頃だと思うので，コンベックスプローブについても少しお話ししておきましょう．

コンベックスプローブは，図のように扇形をしていて，一般のリニアプローブに比べてかなり幅が広いです．なので，一度に**たくさんの構造物**を観察することができます．さらに，リニアプローブよりも深いところまで超音波のビームが届きますので，より深いところにある構造物を観察することができます．「じゃあなんで最初からコンベックスプローブを使わないの？」と思われる方もいると思いますが，実はコンベックスプローブには大きな弱点があります．それは，**解像度が低い**ということです．難しい言葉で「距離分解能」と言いますが，コンベックスプローブを使って得られた画像は，リニアプローブのそれに比べて画質が悪く，初学者が構造物を同定するには向いていないのです．だがしかぁし！　わたしたちはすでに都合5日間，エコー解剖の勉強をしてきました．リニアプローブなら，すでに前腕の構造物を上手に描出できるようになっているはずです．リニアプローブで同定できたものは，コンベックスプローブでも同定できます．前腕世界一周コンベックスプローブバージョンの**動画**を作りましたので，ぜひコンベックスプローブを手に取ってエコー解剖にチャレンジしてください．

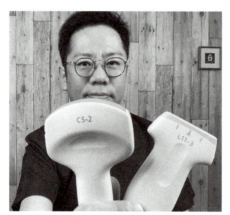

図 リニアプローブ（右）とコンベックスプローブ（左）の大きさの比較

動画 はじめてのコンベックスプローブ　360度前腕世界一周

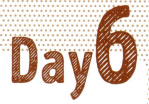

構造物同士の関係性

- わたしたちの脳の不思議
- AからBを探したら，BからAを探す
- 構造物を乗り継いで前腕を一周する

今日取り扱う構造物
円回内筋　正中神経　尺骨動脈　浅指屈筋　深指屈筋　長母指屈筋
方形回内筋　長母指外転筋　長母指伸筋　示指伸筋　短母指伸筋

Day 1 から Day 5 まで一貫してお伝えしてきたのは，視野を広く保ち，ダイナミックにプローブを動かすことで，多くの構造物を画面上に描出するということでした。そして毎回口を酸っぱくして，エコー解剖の上達には構造物同士の関係性の理解が重要であるとお話ししてきました。今日はその集大成です。これまで学んできたことをもとに，構造物同士の関係性について勉強していきましょう。

　まずはちょっとした頭の体操です。下の図の真ん中の二重丸をじっと見つめてください。そのままゆっくりと 10 数えたら，次に進みます。

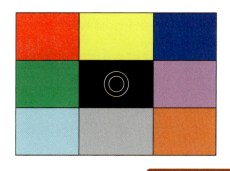

では問題です。前のページの図を見ないで答えてください。
青い色の枠は，図のどこにあったでしょうか？

「右上！」と答えた方，正解です。

わたしたちの脳の不思議

もう一度，前のページの図をご覧ください。問題が最初からわかっていれば，全員が答えられますよね。ですので僕はわざとみなさんをミスリードしました。にもかかわらず，正解できる人がいるのはなぜでしょう。それは，わたしたちの脳が，意識して注視しなくても，視界に入った映像を認識し，記憶する性質をもっているからです。車の運転中，わたしたちはいつも信号だけを見ているわけではありません。にもかかわらず視野の中にある信号が青から黄色に変わると，脳はそれを認識して「信号を見なさい」という指令を目に送ります。

エコー解剖でもこれと同じことが起こります。画面に映った構造物は，それが目的とする構造物でなくても，**無意識**のうちにわたしたちの脳に認識されます。もちろん，そこを注視しているわけでもないし，信号機に比べると形が複雑で色も変わらないので，非常におぼろげな姿でではあります。しかしエコー解剖では，同じ場所を何度も何度も走査するので，そのたびに，まるで薄い膜が何枚も重なっていくかのように構造物の輪郭が徐々に構築されていき，やがて鮮明なイメージとして潜在意識の中に焼き付いていくのです。しかもその情報は動画として蓄積されていきますので，とある拍子にそれが顕在化して，今まで同定できなかった構造物が**ある時突然**同定できるようになるのです。みなさんがこれまでひたすら広い視野（＝深い深度）でプローブを速く動かすことを学んできたのは，そのほうが目的とする構造物を同定しやすくなるからだけでなく，より多くの周囲の構造物の輪郭をみなさんの潜在意識の中に植え付けるためでもあったのです。

今日勉強していくのは，今までの勉強を通じてみなさんの**ハードディスク**（潜在意識の中）に蓄積された構造物の情報を，**メモリ**（顕在意識）上に読み出すための二つのコツです。軽い気持ちで，楽しみながら勉強していきましょう。

A から B を探したら，B から A を探す

二つの構造物の関係性を把握するうえで一番手っ取り早いのは，お互いにお互いを探し合うことです。例えば，ある筋肉を指標にある神経を同定したら，今度はその神経を指標にして，その神経を見つける時に指標にした筋肉を同定します。こうすることによって，それまでは潜在的にしか把握していなかった構造物を，視覚化，言語化することができるようになります。とても良い場所があるので，二つ紹介しますね。

円回内筋と正中神経と尺骨動脈の関係性

まず一つ目は，Day 4 に登場した，円回内筋と正中神経，そして尺骨動脈の関係性です。毎回のように登場している**図1**をご覧ください。表層から，円回内筋上腕頭，正中神経，円回内筋尺骨頭，尺骨動脈の順に並んでいましたね。わたしたちはまず，円回内筋の上腕頭と尺骨頭を同定しました。エコーだとこんな感じ（**図2**）。そしてこの二つの筋腹を指標にして，その間に

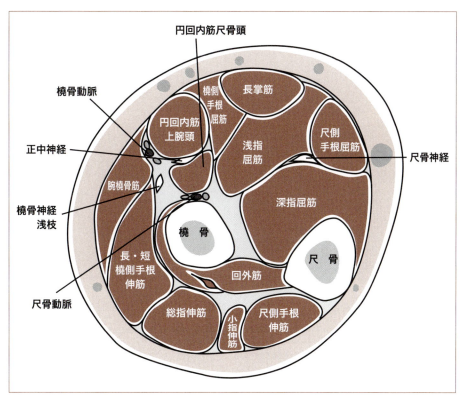

図1　前腕世界一周の地図

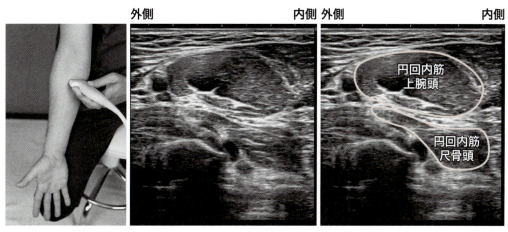

図2　エコーで見た円回内筋

ある正中神経と，円回内筋尺骨頭の下にある尺骨動脈を同定しました（図3）。円回内筋上腕頭と尺骨頭の間に正中神経が，尺骨頭の深層に尺骨動脈がありますね。これを**逆の視点**から言うと，「正中神経と尺骨動脈の間に円回内筋尺骨頭がある」となります（図4）。すなわち，正中神経と尺骨動脈を見つけることができれば，自ずと円回内筋尺骨頭も見つかる，ということです。このように主役と脇役を入れ替えることで，ジグソーパズルのピースがはまる時のように，構造物同士の関係性をはっきりと認識することができます。

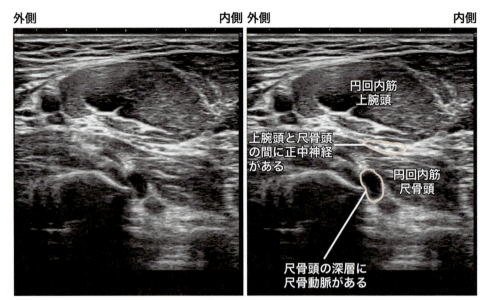

図3 円回内筋から正中神経と尺骨動脈を同定する

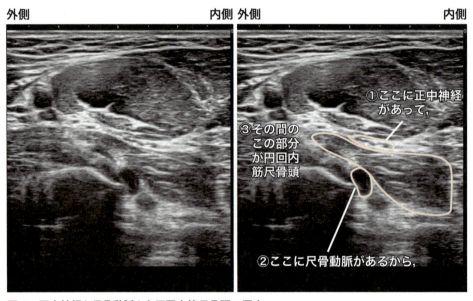

図4 正中神経と尺骨動脈から円回内筋尺骨頭の同定

浅指屈筋と深指屈筋と正中神経と尺骨動脈の関係性

もう一つ例を出しましょう。図5は，前腕の肘から遠位1/4くらいの断面図です。このレベルでは浅指屈筋と深指屈筋の筋腹が前腕の前面に大きく張り出していて，その名のとおり，浅層に浅指屈筋が，深層に深指屈筋があります。まずはこの二つの筋を指標にして，正中神経と尺骨動脈を探します。正中神経と尺骨動脈は，浅指屈筋と深指屈筋の間に存在します。図5の浅指屈筋と深指屈筋の間を指でなぞりながら左に向かってください。正中神経がありますね。そこからまた二つの筋の間を右になぞっていきます。尺骨動脈にぶつかりますよね。エコーで見るとこんな感じ（図6）。正中神経と尺骨動脈は，それぞれ外側縁と内側縁で，浅指屈筋と深指屈筋の間を走っています。これを**逆の視点**から見ると，正中神経と尺骨神経を同定して，そ

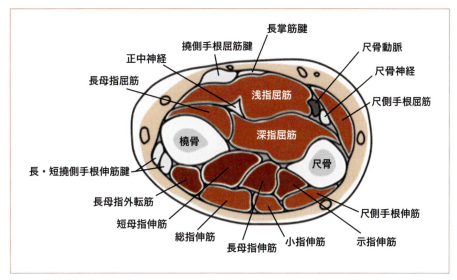

図5　前腕遠位1/4の断面図

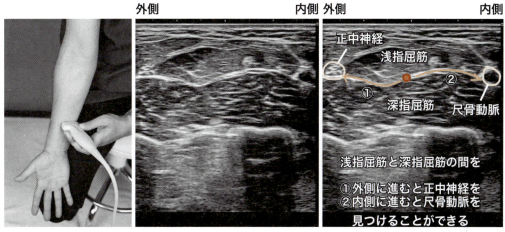

図6　浅指屈筋と深指屈筋の間に正中神経と尺骨動脈がある

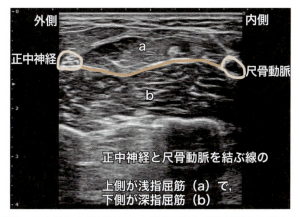

図7　正中神経と尺骨動脈から浅指屈筋と深指屈筋を同定する

の二つの構造物を結ぶ筋膜を1本の線で結べば，その線の表層（a）が浅指屈筋で，深層（b）が深指屈筋ということになるのです（図7）。

このように，目的とする構造物と，その周囲の構造物の関係性を意識して捉えておくと，たくさんの構造物を自然と同定できるようになってきます。構造物同士の関係性は**1対1**ではなく，常に**多対多**なので，それぞれの位置関係を把握すればするほど，構造物の同定はより確実になるのです。ここまで本書で勉強してきたみなさんは，すでに潜在意識の中には大量の構造物の輪郭がインプットされています。あとはそれを意識の上にもってくる練習をするだけで，点と点が線になり，線と線が面になっていきます。

それでは**動画1**を見ていきましょう。「正中神経と尺骨動脈の同定」です。肘の近くから手首の近くまで，この二つの構造物を追いかけるだけの動画ですが，これまで僕といっしょにエコー解剖を勉強してきたみなさんが見ると，きっと今までとは違う世界が見えてくると思います。

動画1
構造物同士の関係性を理解する
正中神経と尺骨動脈の同定

構造物を乗り継いで前腕を一周する

構造物同士の関係性を把握するトレーニングとして僕がいつもやっているのが，構造物を乗り換えて，自由自在にプローブを走査する練習です。え？ 難しそう？ いえいえ，みなさんはすでに学習済みです。それも，たった今。**動画2**では，構造物の乗り換えに着目しながら，**動画1**と同じことをやっています。

動画2
お乗り換えはこちらから
正中神経と尺骨動脈の同定 Part 2

ね，まんまでしょ？ 構造物の乗り換えは，楽しい遊びです。自由に構造物を乗り換えながら，前腕を自由自在に行き来してください。もう一つ，これまで勉強してきた知識をおさらいできる乗り換えポイントを紹介しますね。名付けて，「前腕北半球大陸周遊」。でもその前に長母指屈筋について勉強しておきましょう。

図8は円回内筋と長母指屈筋の関係性を示しています。ちょうど円回内筋の停止部と長母指屈筋の起始部が重なっているように見えます。このように，二つの筋の起始部と停止部が重なっているように見える部分がわたしたちの身体には何か所かあります。このような場所を僕は**トランスファー（乗り継ぎ）**と呼んでいます。この場所は，さしずめ円回内筋－長母指屈筋トランスファーでしょうか。**動画3**をご覧ください。

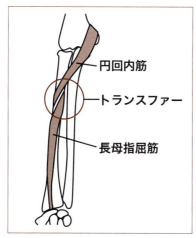

図8　円回内筋と長母指屈筋

いかがでしょうか？　円回内筋の筋腹が見えなくなるのと入れ替わるようにして、長母指屈筋の筋腹が現れます。親指をぐるぐる回すと長母指屈筋が動くので、筋腹を確認しやすいです。長母指屈筋はその名のとおり母指の屈筋なので、本来であれば母指を屈伸して同定するのが正しいお作法なのですが、同定できれば別にどっちでもいいです（Day 10で詳しく説明します）。

前腕北半球大陸周遊の旅

さ、長母指屈筋の同定方法を学んだところで早速、前腕北半球大陸周遊にチャレンジしていきましょう。ここでは、

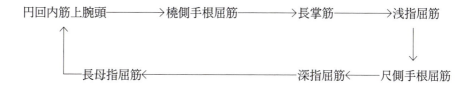

の順番で、前腕北半球の構造物を巡ります。円回内筋上腕頭から深指屈筋までは肘から2横指遠位で内側方向にプローブを動かして、一つ一つの筋を同定していきます（**図1**）。Day 2 動画1で学んだ前腕世界一周 北半球と全く同じ手順ですね。

前腕をぐるっと回って深指屈筋を同定できたら，プローブを遠位方向に動かして，前腕遠位 1/4 のあたりまで深指屈筋を長軸方向に追いかけていきます（図9）。この時，プローブの動きが斜めになることに注意してください。肘から2横指遠位のレベルではプローブは前腕の内側から当たっていますよね（図9A）。ところが手首に近づくにつれ，深指屈筋は前腕の前面に移動しますので（図10A），当然プローブは前腕前面から当てなければなりません（図9B）。なので深指屈筋を手首に向かって追いかける時は，深指屈筋の走行に沿って，プローブの向きを変えていかなければならないのです（図10B）。深指屈筋を見失いそうな時は，指を動かしながらプローブを進めてください。深指屈筋の走行を確認しやすくなります。

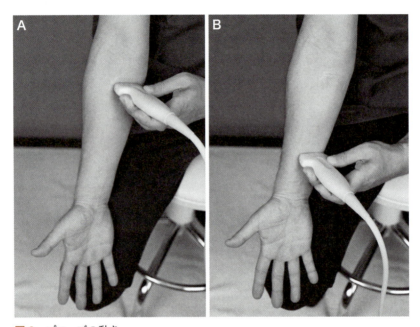

図9　プローブの動き

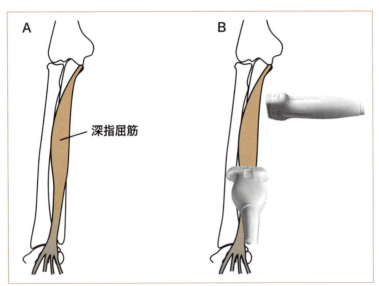

図10　深指屈筋の走行（A）とプローブの向き（B）

前腕の遠位 1/4 までたどり着いたら，図6と同じ画面を描出します．深指屈筋の上に浅指屈筋があって，その二つの筋の間，内側に尺骨動脈，外側に正中神経が見える画面です．次に，そこからプローブを外側にスライドさせて，正中神経を画面の真ん中にもってきます．親指をぐるぐる回してください．正中神経の外側の筋の筋腹が動く様子が確認できます．これが長母指屈筋でしたね（この位置では，正中神経は深指屈筋と長母指屈筋の間を走行しているのです！）．長母指屈筋を見つけたら，あとは**動画3**を**逆再生**するだけです．円回内筋上腕頭とのトランスファーを見つけて，そこから今度は円回内筋上腕頭に注目して近位にプローブを動かしていくと，スタート地点（肘から2横指遠位での円回内筋上腕頭）に戻ってきます（**動画4**）．

動画4　自由自在に旅する　前腕北半球大陸周遊

学びのコツ

テクニックより大事！　セオリーとフィロソフィーを学べ！

　昨今，中心静脈穿刺，橈骨動脈穿刺，末梢神経ブロックなど，多くの手技がエコーガイド下で行われるようになりました．そして，たくさんの**ハウツー本**が出版され，「コツを教えます」系のセミナーはあっという間に満席となります．でも，本当に大事なのは目先のテクニックじゃなくて，それを裏打ちするセオリー（理論）とフィロソフィー（哲学）です．テクニックを教えるだけでみんな上達するなら，誰でも**イチロー**や**三苫さん**になれます．でも現実はそうじゃありません．なぜこれをするのか，これをするためにはどうしたらいいか．すべてのテクニックには，さまざまな理論と哲学がその背景にあり，これらを分析し，研究することで新しいテクニックが生まれてくるのです．

　本書では，エコーの特性とエコー解剖の本質に立ち返って物事を組み立て，セオリーとフィロソフィーにもとづいた普遍的な技術を，ものの見方や角度を変えて伝えることを目指しています．Day 1 からがんばって勉強しているみなさんは，それぞれの回の内容が少しずつオーバーラップしていることに気づいていると思います．それは今日までの6日間，わたしたちが同じものをさまざまな角度から眺めてきたからにほかなりません．これこそがエコー解剖のフィロソフィーであり，Day 5 までの文中に何度も登場してきた**「構造物同士の関係性」**（＝今日のタイトル！）なのです．

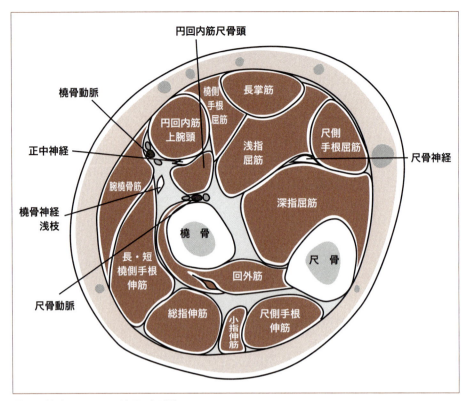

図1　前腕世界一周の地図（再掲）

Day 2 から Day 6 まで，わたしたちは自分の前腕を使ってエコー解剖の勉強をしてきました。その中で，繰り返し出てきたのが**図1**，肘から2横指遠位での前腕の断面です。

　最初にこの図を見た時は，情報量の多さに**「ぐう」の音**も出なかったかもしれませんが，今見ると，プローブを当てた時のエコーの画像がまざまざと脳裏に浮かぶようではありませんか？　みなさんががんばって勉強してきた成果ですね。今日まで手を変え品を変え，そして視点を変えて学んできたエコー解剖の本質，それは，今日のテーマ，構造物同士の関係性を理解するということにほかなりません。そしてその本質を見失わないために必要なのは，いつも，広い視野で速くプローブを動かすことです。

Day 7 からはもう少しテクニカルな側面から構造物の同定について勉強しますが，基本はいつも一緒，今日まで勉強してきたことがすべてです。いつでもここに立ち返って，新しい挑戦に挑みましょう！

最後に，今日までがんばってきたみなさんに，ご褒美としておまけ動画を一つご用意しました（**動画5**）。長母指外転筋（AbPL）と長母指伸筋（EPL）と示指伸筋（EI）と短母指伸筋（EPB）（**図11**）を同定する動画です。この4つの筋は，前腕の遠位できれいに4つ並んで見える（図5参照）ので，同定できると楽しいですよ。そしてこの4つの筋を覚えたら，みなさんはめでたく前腕にある筋と神経と血管すべてを同定したことになります。え？　**「ぐう」の音**が出た？

それではまた Day 7 で，お会いしましょう♪

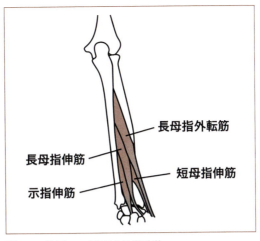

図11 動画5で同定する構造物

動画5
正真正銘前腕コンプリート！
AbPL, EPL, EI, and EPB

今日のおさらい

1. 構造物同士の関係性を意識する練習をすると，エコー解剖の上達が圧倒的に早くなる
2. 目的とする構造物と周囲の構造物の位置関係を覚え，一つの断面でなるべくたくさんの構造物を同定できるようにする
3. 構造物を自由に乗り換えて，プローブを走査することができれば，体格差やバリエーションがあっても，正しく構造物を同定することができるようになる

動画
Day6　再生リスト
動画1〜5を連続して視聴できます
https://vimeo.com/showcase/11610169?share=copy

COLUMN

Apple Silicon とポケットエコーと熱暴走

がっくんは学生の頃から，とある**新興宗教**の熱心な信者です。1955 年生まれの米国人（2011 年没）を教祖とあがめ，毎年 9 月にその宗教団体が発売するカメラ付き携帯電話を発売日に購入する，というのが信仰の証です。

2020 年 11 月，彼らは画期的な製品をこの世に送り出しました。iPhone で培った技術を搭載したノートパソコンです。M1 Mac とか，Apple Silicon と呼ばれるこれら新製品の一番の特徴は，パソコンの心臓部分といわれる CPU や GPU の小型化でした。今までよりもとても小さいのに，今までと同じ性能のプロセッサーを開発したのです。車に例えれば，ポルシェと同じスピードで走る軽自動車，といったところでしょうか。もちろんポルシェよりも燃費が良くて，**発熱量**も少なくてすみます。実はこの「発熱量が少ない」ということが，ノートパソコンに大きな恩恵をもたらします。デスクトップに比べてはるかに体積が小さいノートパソコンは，熱がたまりやすく，大きなプロセッサーを全速力で動かすと，中にたまった熱で基板が溶けてしまいます。この性質は，筐体が小さければ小さいほど大きな影響を受けます。エコーの世界で言えば，**ポケットエコー**がそれに当たります。

ご存じのように，ポケットエコーは，普通のエコーに比べて，何十分の 1 か，何百分の 1 の体積しかありません。つまりそれだけ普通のエコーに比べて熱が内部にたまりやすい構造になっているのです。そのためポケットエコーは，性能と連続使用時間のどちらかを犠牲にするしかないのが現状です。性能を良くしようとすればすぐに熱くなって使えなくなるし，一度に長く使えるようにするためには性能を犠牲にしなければならない。そんなジレンマを，ポケットエコーは抱えているのです。

残念ながら，この二つを両立したポケットエコーは，僕の知る限りまだありません。次世代のポケットエコーに，Apple Silicon のような小さくて優秀な CPU が搭載されたら，普通のエコーのように長い時間，きれいな画質で使えるようになるかもしれませんね。

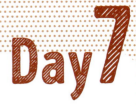

筋内腱を狙え!
構造物を見失わないためのテクニック

- 橈側手根屈筋を追え!
- 前脛骨筋を追え!
- 長橈側手根伸筋を追え! あれ?

今日取り扱う構造物
橈側手根屈筋　前脛骨筋　長橈側手根伸筋　短橈側手根伸筋

みなさんは Day 2 から Day 6 にかけて,プローブの走査方法について勉強してきました。

　広い視野で速くプローブを動かすことで構造物同士の関係性を理解する。

このたった 1 行のフィロソフィーを 5 日間かけて勉強してきたわけです。
　今日からは少しテクニカルな内容に入っていきます。これまで勉強してきたことを実践に落とし込むためのテクニックを学んで,より効率的に構造物を同定できるようになりましょう。まずは,再び筋肉にフォーカスを絞って,どんなにすばやくプローブを動かしても筋肉を見失わないためのとっておきのテクニックをご紹介します。

橈側手根屈筋を追え！

さて，まずは復習もかねて，橈側手根屈筋を同定し，それを手首まで追いかけていきます。橈側手根屈筋は，前腕世界一周（図1）の2番目に登場する筋肉でしたね。肘から2横指遠位の部分から手首に向かって，まっすぐに伸びています（図2）。それでは早速，動画1をご覧ください。

動画1　エコー解剖　鬼速！橈側手根屈筋

あはははははは。どうですか？　橈側手根屈筋を目で追えましたか？　本書では，プローブを速く動かすことをモットーにしてきましたが，それにしても**無慈悲**なスピードですね。これで構造物を見失わずに追いかけろというのはあまりにも無理難題のように思えるかもしれません。でも，そこは『がっくんといっしょ』です。たった一つのコツを覚えるだけで，たちまちこの速度でも筋肉を追いかけることができるようになるのです。そのコツとは，**「筋内腱を追う」**ことです。

　筋肉は基本的に，腱になって骨に付着します。筋の付着部には起始部と停止部があり，起始部に付着する腱を「起始腱」，停止部に付着する腱を「停止腱」と呼びます。一般的にエコーで見やすいのは停止腱のほうです。橈側手根屈筋の場合，筋腹の中央付近にこの停止腱を観察することができます（図3）。この停止腱を追っていけば，橈側手根屈筋を手首の停止部まで追い

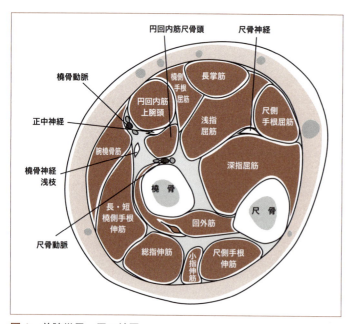

図1　前腕世界一周の地図

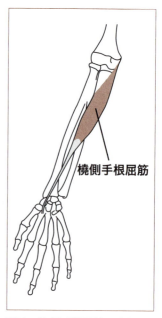

図2　橈側手根屈筋の走行

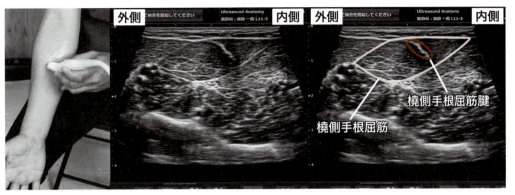

図3　橈側手根屈筋の停止腱

かけることができる，というのが，今日僕がみなさんにお伝えしたいことのすべてです。これまでわたしたちは，基本的に構造物の全体像を観察しながら構造物の走行を追いかけていましたが，今日はそれらをすべて捨てて，ただこの停止腱だけをじっと見つめながら，プローブを動かしていきます。それでは，動画をもう一度ご覧ください（**動画2**）。

| 動画2 | エコー解剖　鬼速！橈側手根屈筋 Part 2 | |

今度はどうでしょう？　プローブの動きが**鬼速**でも，橈側手根屈筋を追いかけることができましたね。骨格筋を長軸方向に観察する時，筋腹全体を見ていると，ダイナミックに変化していく筋腹の大きさや形の変化に追いつけず，筋腹を見失うことがあります。筋内腱は，筋腹に比べて見る範囲が狭く，しかも必ず付着部につながっていくので，筋腹の変化に惑わされることなく追いかけることができるのです。

前脛骨筋を追え！

もう一つ例をお示ししましょう。今度は前腕から離れて，下腿で前脛骨筋を観察していきます。前脛骨筋は脛骨近位部から起こり，下腿をまっすぐ足首に向かって走行します（**図4**）。膝から少し下のレベルでの前脛骨筋の短軸像を**図5**に示します。このレベルでは，前脛骨筋は下腿前方の大部分を占める大きな筋肉です。この前脛骨筋を遠位に追いかけていきます。**動画3**をご覧ください。

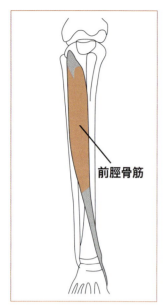

動画3
エコー解剖
君は何処？前脛骨筋

図4　前脛骨筋の走行

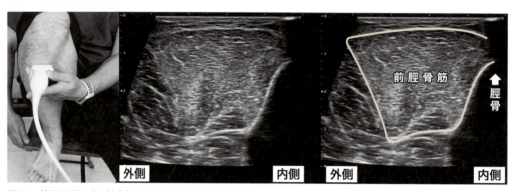

図5　前脛骨筋（短軸像）

さて，足首の近くでの前脛骨筋がどれかわかりましたか？　正解はこちら（図6）。このレベルでは，前脛骨筋は停止腱になっていて，筋腹はとても小さくなってしまいます。本当にこれが前脛骨筋の腹筋なのか，**筋内腱**に注目して，もう一度追いかけてみましょう。前脛骨筋の停止腱は，かなり膝に近い場所でも，筋腹の中央付近に観察することができます（図7）。足関節を背屈すると，よりはっきりとこの腱を同定することができます。今度はこの腱だけに注目しながら，プローブを遠位に動かしていきます（動画4）。

動画4
エコー解剖　君は何処？前脛骨筋 Part 2

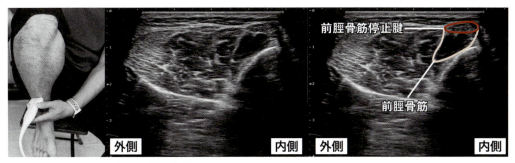

図6　動画3における前脛骨筋と停止腱

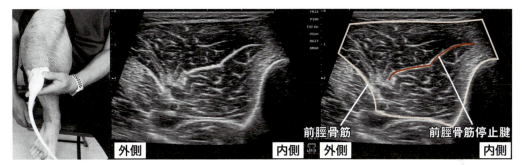

図7　前脛骨筋の停止腱

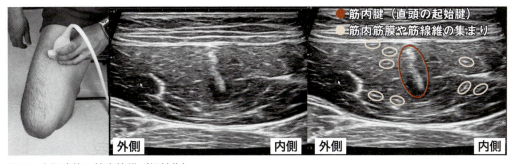

図8　大腿直筋の筋内筋膜（短軸像）

　足首に近づくにつれて，前脛骨筋の筋腹がどんどん小さくなっていく様子を観察することができましたね．筋腹全体ではなく筋内腱を追いかけると，自然と筋腹の大きさの変化も目に入るようになります．これって**逆説的**ですよね．普通，筋腹の大きさの変化を見たいなら，筋内腱じゃなくて，筋腹全体に注目したほうがわかりやすそうなのに．どうしてでしょう？

　起始腱にせよ停止腱にせよ，付着部の近く（筋腱移行部）ではすべての筋線維が筋内腱に向かって集まってきます．筋肉を短軸で描出すると，図8のようにたくさんの筋内筋膜が白い点や線として描出されます．ここから筋の付着部に向かってプローブを動かすと，これらの白い点や線が筋内腱に向けてぎゅーっと集まってくるのです．筋内腱に注目していると，その様子がよりはっきりとわかるので，筋腹全体を追いかけている時よりも，筋腹の大きさの変化を捉えやすいのです．そのことを意識しながら，もう一度，動画4を見直してみてください．ダイナミックな筋腹の変化が手に取るようにわかりますよ♪

長橈側手根伸筋を追え！　あれ？

さて，最後は応用問題です．長橈側手根伸筋を同定して，手首のほうに追いかけます．長橈側手根伸筋の同定については，Day 3 動画5 で紹介しました．前腕の中央近く（肘と手首の間くらい）で，長橈側手根伸筋の筋腹が現れるところを観察しましたね．今日はそこから遠位にプローブを動かして，手首まで追いかけていくのですが，そこでちょっとした**事件**が発生します．**動画5** をご覧ください．

| 復習 | Day 3 動画5　筋腹が現れるところを探そう　長橈側手根伸筋の同定 | |

| 動画5 | エコー解剖　長橈側手根伸筋腱 | |

　さて，どうしたことでしょう．長橈側手根伸筋の筋内腱を手首まで追っていくと，なぜか腱が二つに分かれたように見えます．この筋肉は，二つの腱に分かれて停止するのでしょうか？　それとも僕の長橈側手根伸筋がそういうバリエーションなのでしょうか？

　もちろんどちらでもありません．実はこの二つの腱のうちの一つは，**短橈側手根伸筋腱**なのです（図9）．でもちょっと待ってください．動画5 でわたしたちは，長橈側手根伸筋腱を追いかけていたはずなのに，それがどうして，長橈側手根伸筋腱と短橈側手根伸筋腱に分かれるのでしょう？　短橈側手根伸筋の停止腱は，いったいどこから現れたのでしょうか？　その答えが，図10 に隠されています．図10 は，動画5 で，長橈側手根伸筋の筋腹がちょうど消える部分で同定した長橈側手根伸筋腱の拡大図です．紙面に目を凝らすと何か気づきませんか？

　この腱，1枚の腱ではなく2枚の薄い腱が合わさって1枚になっているように見えます．そう，実はこれ，長橈側手根伸筋腱ではなく，長橈側手根伸筋腱と短橈側手根伸筋腱が重なったものだったのです．だから遠位方向に追いかけると，そこから二つのまるい腱が現れたんですね．このように，二つの筋の腱が合わさる場所はわたしたちの身体にいくつか存在します（共同腱と呼ばれる場所がそれです）が，ここまできれいに背中合わせで重なっているのは，この部分だけのようです．このような構造が見て取れるのも，エコー解剖（＝断面解剖）ならではです．それでは，このことを意識しながら，もう一度，長橈側手根伸筋腱と短橈側手根伸筋腱の構造について勉強していきましょう（**動画6**）．

| 動画6 | エコー解剖　長・短橈側手根伸筋腱 | |

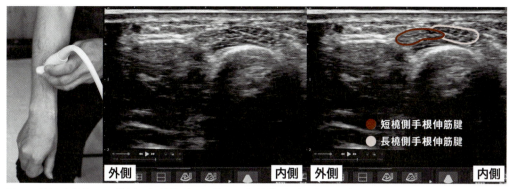

図9　前腕遠位部　長橈側手根伸筋腱と短橈側手根伸筋腱（深度2cm）

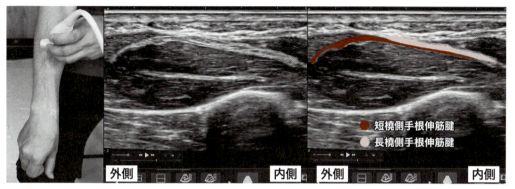

図10　前腕近位部　長橈側手根伸筋腱と短橈側手根伸筋腱（深度2cm）

今日学んだことは，全身の筋肉に応用できます。とにかく目的とする筋肉の中で一番目立つ腱を見つけたら，あとはその腱に注目してプローブを鬼速で動かすだけです。それが停止腱であれば停止部に向けて，起始腱であれば起始部に向けてプローブを動かすと，筋を見失わずに観察することができます。

Day 8では，今日学んだ手法を少し別の角度から捉えることで，筋肉だけではなく，**神経や血管**も同定する方法を学びます。題して「構造物を2点で同定する」。ぜひ一緒に楽しくエコー解剖を勉強していきましょう。

＼今日のおさらい／

1 筋内腱に注目すると，筋を長軸方向に同定しやすくなる
2 筋腹（筋内筋膜）が筋内腱に集約していく様子を意識してプローブを動かそう
3 長・短橈側手根伸筋の観察は，筋内腱と筋の関係の理解に役立つ（応用編）

動画
Day7　再生リスト
動画1〜6を連続して視聴できます
https://vimeo.com/showcase/11606203?share=copy

COLUMN

筋肉は筋内腱で分断される！？　エコーが教えてくれたこと

わたしたちの骨格筋の中には**筋内腱**がありますが，実はこの筋内腱によって一つの筋が複数のコンパートメントに分かれていることをご存じでしたか？　痙縮の患者さんにボツリヌス毒素を注入していた時に，筋内腱の浅層に注射すると筋内腱が体の奥のほうに押されていくことに気づきました。「もしかしたら筋内腱が邪魔して薬液がまんべんなく広がらないのでは？」そう思った僕は，ある実験をしました。図は僕の下腿のMRIです。白く光っている部分は生理食塩水です。そう，僕は自分の前脛骨筋に生食を注射して薬液の広がりを確かめたのです。右の前脛骨筋には筋内腱の浅層に，左の前脛骨筋には筋内腱の深層に，生理食塩水をそれぞれ10 mLずつ投与して15分後にMRIを撮影したところ，図のような結果になりました。僕の予想どおり，右も左も，筋内腱の片側にしか生食が広がらなかったのです（左は針の刺入経路に沿って浅層に少し漏出しています）。このことがわかってから，ボツリヌス毒素を注射する時は，今までよりもたくさんの生理食塩水で溶解して，筋肉全体に薬液が広がるように，**浅層**にも**深層**にも注射するようにしました。すると，治療後の可動域が以前に比べて飛躍的に広がるようになりました。患者さんも大喜びです。

エコーがなければ注入時の薬液の広がりを直接目で見ることはできなかったので，これもエコーガイド下インターベンションの一つの利点といえるでしょう。

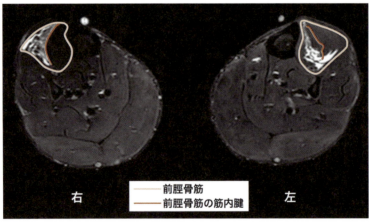

図　MRI画像

COLUMN

腕神経叢だってコンパートメント　上神経幹ブロックについて

左ページのコラムで，ボツリヌス毒素注射の様子をエコーで観察していたら薬液の広がりに偏りがあることに気づいた，というお話をしました。でもこれ，筋肉だけの話ではないんです。実は，みんな大好き♪腕神経叢ブロックでも同じような現象を確認することができます。斜角筋間で腕神経叢ブロックをする時，よく注意して見るとC6とC7の間で薬液の広がりが遮断されているように見えることが多いのです。どういうことかというと，C7に薬液を注射している時は薬液は主にC7周囲の斜角筋間に広がり，C5とC6の頸神経は浅層に押されます。逆に，C5とC6の間に注射をすると，C7のほうに薬液は広がりません。

図は『Atlas of Functional Anatomy for Regional Anesthesia and Pain Medicine』にある写真です（右は僕がコメントを加えました）が，確かにC6とC7の間で斜角筋間が二つに分かれているように見えます。このようなことがエコーでわかるのも，薬液の広がりを**リアルタイム**で見ているからこそです。肩関節鏡下の手術ではC7まで薬液を広げる必要がないことが多く，C5とC6を選択的にブロックします。その時に，このコンパートメントを意識して，上神経幹に少量（5 mLほど）の局所麻酔薬を投与するようにしています。上神経幹ブロックについては，2020年6月号の『LiSA』で森本 康裕 先生が詳しく記述していますのでそちらをご覧ください。また，斜角筋間での薬液の広がりについては，僕のYouTubeチャンネルに実際のエコー動画を載せていますので，そちらもご覧ください。

（https://www.youtube.com/live/592xsSogtHg?t=1287s）

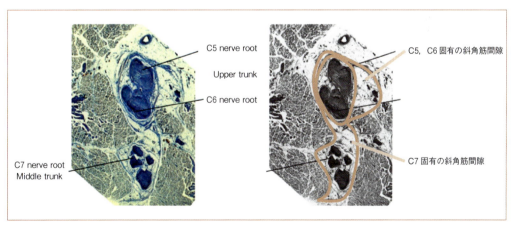

図
（Reina MA, Sala-Blanch X. Cross-Sectional Microscopic Anatomy of the Brachial Plexus and Paraneural Sheaths. In：Reina MA, De Andrés JA, Hadzic A, et al. eds. Atlas of Functional Anatomy for Regional Anesthesia and Pain Medicine. Springer Nature；2015：161-88. Fig8-2. より許可を得て転載）

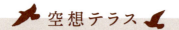

空想テラス

言葉で言わなきゃ伝わらない？ 言葉にならないこの気持ち

　僕は愛する女性に「愛している」と言ったことがありません．好きな人に好きと言うことほど愚かなことはないと思っています．「あ，このおやぢ，ついにメンブレしやがったか！」と思った方，だいたいそのとおりです♪　もし言葉以外の方法で感謝や愛情を伝えることができたなら，口先でそれを伝えるよりずっと素敵ですよね．

　では，医学はどうでしょう？　医学は基本，**言葉の学問**です．知識は教科書や学術誌などに書き記すことで伝承されていきます．構造物に正しい名前をつけ，それを正しく表現することが，正確な知識の伝承には欠かせないからです．でも，エコーは違います．それが解剖でも治療でも，わたしたちは常に動画として情報を認識します．僕が筋内腱による薬液の広がりの偏りに気づいたのも，実際に生で動画を見ながら注射していたからです．エコーが動画である以上，エコー解剖の知識や技術を文字だけで表現するのは至難の業です．そこで大事なのは，誰に何を伝えたいかに合わせて**最適なモダリティー**を使うということです．

　そういう意味では，エコー解剖は動画というモダリティーとの相性が非常に良く，この本でも計67本の動画を掲載しています．逆に動画の内容を文字に起こす時の大変さときたら！　言葉の正確さを追求すればわかりやすさが犠牲になりますし，わかりやすさを優先すれば間違った表現になってしまう．そのバランスを取ることは，本書の執筆にあたり最も苦心している部分です．

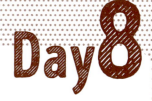

LAT. 43°N の恋
構造物を2点で捉える

- 手首の近くで構造物を同定する
- 橈側手根屈筋の同定
- 正中神経の走行を確認する
- 手首の部分で伸筋腱を同定する

今日取り扱う構造物
橈側手根屈筋　正中神経　前腕の伸筋腱群

Day 7 では筋内腱を追いかける練習をしました．筋内腱は基本的に起始腱か停止腱につながっているので，追いかけていくと筋を見失うことはない，というのが理屈でした．ならば逆に，停止腱が見つかれば，そこからさかのぼって，筋肉を観察することもできるはずです．もっと言えば，停止腱とそこから離れた場所の2点で構造物を同定することができれば，その間の構造物を正しく同定することができる，というのが今日のテーマです．

手首の近くで構造物を同定する

運動器についてわたしたちの身体を観察すると，それが筋であれ神経であれ血管であれ，非常に多くの構造物がほぼまっすぐに走行をしています．ですので，ある構造物をA点とB点の2か所で同定することができたら，基本的にはその2点間を**往復**すれば，そこにある構造物を見失わずに観察することができるということになります．みなさんはDay 2からDay 4で，前腕のほぼすべての構造物を，肘から2横指遠位で同定しました．ということは，手首の近くでもこれらの構造物を同定できたら，前腕の広い範囲でこれらの構造物を同定できる，ということになります．

橈側手根屈筋の同定

まずは復習を兼ねて橈側手根屈筋を観察していきましょう（図1）．この筋については，Day 3でもDay 7でも触れましたので，これまで一緒に勉強してきたみなさんなら迷うことはないでしょう．Day 7では橈側手根屈筋の筋内腱を見つけて，それを手首のほうに追いかけましたが，今日は最初に手首の近くで橈側手根屈筋腱を同定します．

体表解剖を利用して橈側手根屈筋腱を同定します．体表解剖については，Day 9で詳しく勉強しますので，今日はこの腱の同定のしかただけなんとなく覚えてください．握りこぶしを作って，手首をぐっと曲げます．そうすると，前腕の遠位部から手首に向けて，2本の腱が浮かび上がります（図2）．外側（橈側）が橈側手根屈筋腱，内側（尺側）が長掌筋腱です．腱が1本しか浮かび上がらない人もいます．その場合は，浮き上がった腱が橈側手根屈筋腱です（理由はDay 2参照）．橈側手根屈筋腱を同定できたら，図3のように自分の爪で腱があった位置に

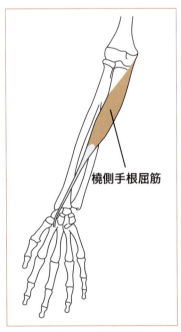

図1　橈側手根屈筋の走行

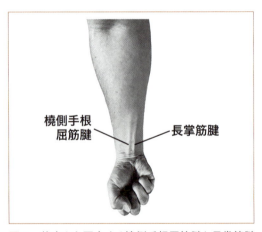

図2　体表から同定する橈側手根屈筋腱と長掌筋腱

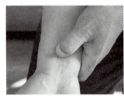 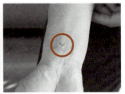

図3　爪で印をつける

バッテンをつけて目印にします。そして肘から2横指遠位の部分でもエコーを使って橈側手根屈筋を同定し同じように爪で印をつけましょう。あとはこの二つの印の間を往復すれば，橈側手根屈筋を前腕のどのレベルでも確実に同定することができます（動画1）。

動画1　三度目の正直！　橈側手根屈筋の同定

正中神経の走行を確認する

では，このアイディアを，今度は神経に適用してみましょう。正中神経を同定していきます。正中神経についてはDay 4とDay 6で勉強しましたね。いつものあの図と，遠位部での前腕の断面図をもう一度見てみましょう。肘から2横指遠位で，正中神経はどこにあったか，みなさんもう大丈夫ですね。そう，**円回内筋上腕頭と尺骨頭の間**（図4）です。そして，前腕遠位部での正中神経の同定方法は……，浅指屈筋と深指屈筋の間の筋膜を外側に追ったどん詰まり（図5）でした。まずはこの2点間で正中神経を同定していきましょう。正中神経をしっかり同定して，爪で皮膚に印をつけてから，その間でプローブを動かします（動画2）。

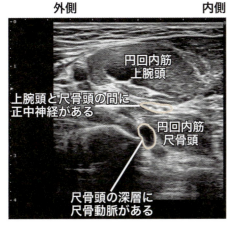

図4　円回内筋から正中神経を同定する

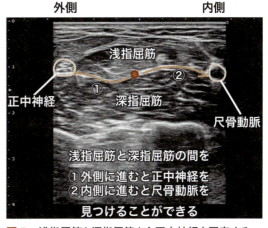

図5　浅指屈筋と深指屈筋から正中神経を同定する

動画2　もう二度と迷わない　正中神経の同定

正中神経の描出のコツ

1. 神経は筋に比べると蛇行が大きい。まずは速くプローブを動かして，神経の走行の全体像をつかむ。
2. 円回内筋が橈側に逃げて，橈側手根屈筋の下に入ったところで正中神経が一度見えにくくなる。見えにくくなる場所の前後で集中的にプローブを往復させる。
3. 正中神経はしばらく橈側手根屈筋の下を伴走して，橈側手根屈筋の筋腹が小さくなると，今度は浅指屈筋が正中神経と橈側手根屈筋の間に割り込んでくるので，そこに注目する。

このレンジで正中神経を上手に追えるようになったら，そこからさらに進んで，手首でも正中神経を観察しましょう。図6は，手首の近くの前腕の断面です。正中神経が手根管に入るほんの少し手前ですね。この位置では，たくさんの腱が正中神経のまわりに集まってきて，どれが正中神経かわかりにくくなります。以下の描出のコツを参考にして，正中神経を同定していきましょう（**動画3**）。

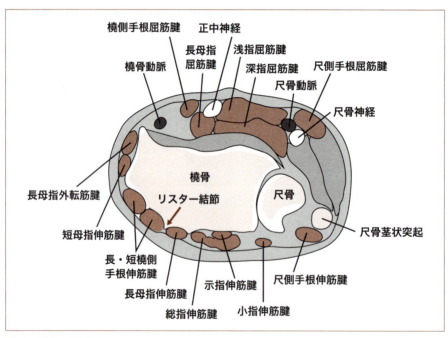

図6　手首の断面図

動画3　長軸で観察する　正中神経の同定

正中神経の描出のコツ

4. 基本的に正中神経は常に手根管の最も浅い位置を走行する。
5. 正中神経はほかの腱に比べて，やや暗く，内部の線維構造も不明瞭である。
6. 正中神経が暗く潰れて見えにくい時は，少しプローブをチルトすると見えやすくなる。

手首の部分で伸筋腱を同定する

いつものあの図と図6を照らし合わせば，これまでに勉強してきた構造物はぜーんぶ同定できちゃいます。例えば正中神経まわりで言えば，浅指屈筋も深指屈筋も尺骨神経も尺骨動脈も，全部。

では，伸筋まわりはいかがでしょうか？ みなさんはDay 2で，前腕世界一周 南半球を勉強しました（Day 2 動画3）ので，前腕近位部での伸筋群はもう知っています。では，前腕の遠位部でこれらの伸筋群をまとめて同定できるところはないでしょうか？ カンのいい方は，気づきましたね。有名なところがあります。そう，**伸筋支帯**です。図6の下半分がそれに当たります。この部分では，9つの伸筋腱が，6つの鞘に分かれて存在しています。この部分で9つの伸筋腱を正しく同定することができれば，前腕世界一周 南半球で学んだ知識と合わせてすべての伸筋を2点間で同定することができるのです。

復習
Day2 動画3　Let's Go Back Home
前腕世界一周南半球

9つの伸筋腱

それでは早速同定をしていきましょう。9つの伸筋腱を橈側から挙げると，

長母指外転筋腱
→短母指伸筋腱
→長橈側手根伸筋腱
→短橈側手根伸筋腱
→（リスター結節）
→長母指伸筋腱
→総指伸筋腱と示指伸筋腱
→小指伸筋腱
→尺側手根伸筋腱

…まるでお経ですね。つっかえずに全部言えた人はすごい。

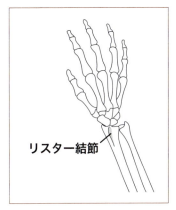

図7　リスター結節

これらの腱を混乱しないで同定していくために，最初に二つのグループに分けます。リスター結節（図7）の橈側にある腱と，リスター結節の尺側にある腱です。**表**にまとめました。

第1区画	第2区画	リスター結節	第3区画	第4区画	第5区画	第6区画
長母指外転筋腱 短母指伸筋腱	長橈側手根伸筋腱 短橈側手根伸筋腱		長母指伸筋腱	総指伸筋腱 示指伸筋腱	小指伸筋腱	尺側手根伸筋腱
橈側手根伸筋腱より一つ橈側の区画	リスター結節のすぐ橈側の区画		3つ合わせるとあれに見える			一つだけぽつんと離れている

←橈(外)側　尺(内)側→

表　9つの伸筋腱

リスター結節

さて，まずはリスター結節の同定です（**動画4**）。前腕を膝の上に置き，前腕を回内した状態で，肘と手首の間くらいにプローブを上から当てます。そうすると，必ず橈骨の骨輪郭が画面の中に現れますので，それを真ん中にもってきて，手首のほうにプローブを動かします。そうすると，手首の近くで，丸かった橈骨の骨輪郭がだんだん三角になってきて，その上にぽこっとリスター結節が現れます（図8）。

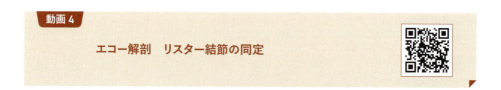

動画4　エコー解剖　リスター結節の同定

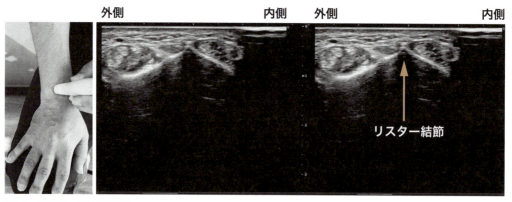

図8　リスター結節の同定

リスター結節の橈側の腱

次に，リスター結節の橈側にある構造物を観察していきましょう（**動画5**）。長・短橈側手根伸筋腱と，短母指伸筋腱と長母指外転筋腱です。まずは皮膚に沿って，リスター結節の橈側にプローブを動かすと，二つの腱が並んでいます（**図9**）。リスター結節に近いほうから，短橈側手根伸筋腱，長橈側手根伸筋腱です。手首を曲げ伸ばしすると，腱の大きさが変化する様子を観察できます。さらにここから橈側にプローブを動かすと，もう二つ腱が見えてきます。手前から短母指伸筋腱，長母指外転筋腱の順番になります（**図10**）。親指を**ぐるぐる**回してみてください。二つの腱が**コロコロ**と動く様子を観察できます。リスター結節から橈側へプローブを移動させる時には，プローブが遠位のほうにずれやすいので注意してください。腱は橈骨の骨輪郭の裏打ちがないときれいに描出されません。腱が見えにくい時は，橈骨の骨輪郭があるか確認してください。腱の下に橈骨の骨輪郭がない時は，少し近位にプローブを引き戻して，腱の下に橈骨の骨輪郭が見えるようにします。

動画5 エコー解剖　リスター結節の橈側の腱

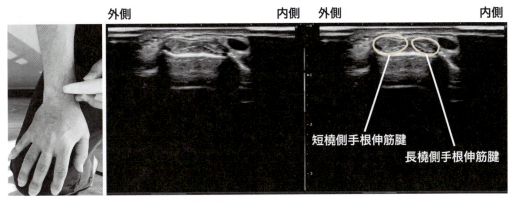

図9 短橈側手根伸筋腱，長橈側手根伸筋腱の同定

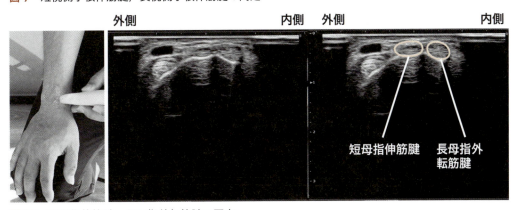

図10 短母指伸筋腱，長母指外転筋腱の同定

リスター結節の尺側の腱

最後に，リスター結節の尺側の構造物を観察します（**動画6**）。リスター結節を同定してそこから尺側にプローブをスライドさせると，長母指伸筋腱と総指伸筋腱と示指伸筋腱と小指伸筋腱が一気に現れます。まるで**千葉県浦安市**在住のねずみの城の主ですね（**図11**）。リスター結節に近いほうの耳が長母指伸筋腱，遠いほうの耳が小指伸筋腱，顔の部分が総指伸筋腱と示指伸筋腱です。示指伸筋腱はこの位置では総指伸筋腱の深層に見えることが多いです。それぞれの指を動かすと，それぞれの指の伸筋腱が動くので，腱を同定しやすくなりますよ。残るは尺側手根伸筋腱ですが，これだけがぽつんと離れた位置にあります。ミ○キ○マ○スから尺側にプローブを動かすと尺骨の骨輪郭が見えるのですが，尺側手根伸筋腱はこの尺骨をぐるーっと回って外側に行って初めて見えてきます。なので，この筋の同定は単独で行ったほうが簡単です。手首よりも少し近位で尺骨を同定しておいて，そこから手首に向けてプローブを動かしていくと，尺骨のとなりに尺側手根伸筋腱を同定できます。

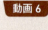
動画6　エコー解剖　リスター結節の尺側の腱

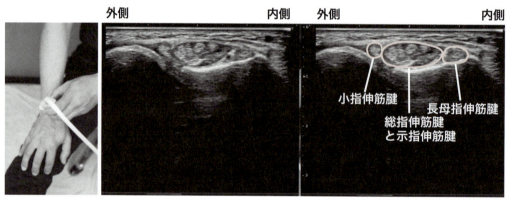

図11　長母指伸筋腱，総指伸筋腱と示指伸筋腱，小指伸筋腱の同定

伸筋腱の描出のコツ

1. 橈骨の裏打ちがあるところで観察すると伸筋腱は見やすい。
2. （テキトーでいいので）指や手首の動きを利用すると同定が容易になる。
3. 見つけにくい時は，プローブを速く細かく動かす（Day 4参照）と，よく見える場所が見つかる。

さて，今日までの学習で，みなさんは前腕のすべての構造物を，前腕の広い範囲で同定できるようになったと思います。え？　もっと勉強したい？　そんな**肉食系**のあなたは足首の腱の勉強でもしといてください（**動画7**）。

動画7	全部見せます！　足関節世界一周

Day 9では，**体表解剖**を勉強していきます。これまでわたしたちは体表解剖に見向きもせずエコー解剖ばかりを勉強してきましたが，実はエコー解剖と体表解剖は非常に相性が良く，一緒に勉強するとぐんぐん理解が深まります。ただ，最初から体表解剖をやっちゃうと**「げえっ」**てなっちゃう人がいるのと，ある程度エコー解剖の理解が進んでから体表解剖を勉強したほうがそのありがたみがわかるので，今日まではあえて触れてきませんでした。もちろん，エコー解剖もやります。それでは，また明日〜♪

\ 今日のおさらい /

1. 同じ構造物を離れた2点で同定することができれば，その間でプローブを往復させるだけで構造物を見失わずに追うことができる
2. 神経は筋よりも小さく，蛇行しながら走行するので，正しく同定するには何度もプローブを往復させる必要がある
3. 伸筋腱はリスター結節を中心に同定し，わからなくなったら何度でもリスター結節に戻る

動画	Day8　再生リスト 動画1〜7を連続して視聴できます https://vimeo.com/showcase/11606207?share=copy

LAT. 43°Nの恋：構造物を2点で捉える

空想テラス

研究＞臨床＞教育？　教育者としての矜持

臨床医の仕事の3本柱は研究と臨床と教育です。この三つはどれも医療の発展に欠かせませんが，僕は一番大事なのは研究で，その次が臨床で，そして教育が一番最後だと考えています。なぜ教育が最後なのかといえば，なんぼいい教師でも教える内容がなければ教えようがないからです。新しい治療法の開発（＝研究）があって，それを実際に治療法として確立して（＝臨床），そして初めてその内容を教えること（＝教育）が成り立つのです。

　では，教育の矜持とは何か？　それは「わかりやすい」ことだと，僕は信じています。研究と臨床によって**「0」**から生み出され確立された貴重な**「1」**をどうやって**「10」**や**「100」**にするか。このことこそが教育の醍醐味なのです。残念ながら臨床の現場には，いまだに「見て盗め」とか，「できるやつだけついてこい」と言う人が大勢います。でも，それではいつまでたっても「1」は「1」のままです。たとえその人にしかできない素晴らしい技術を持っていても，生きている間に治せる患者さんの数なんてたかが知れているし，その人が死んだらそれでおしまいです。臨床があって初めて教育が成り立つように，臨床もまた，教育に寄り添わなければ，わたしたちの努力と英智はあっという間に土に帰ってしまいます。

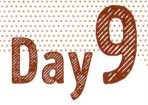

体表解剖を利用する

あなたとわたしの甘い関係

- リスター結節の体表解剖
- それぞれの長所と短所
- 尺骨とその周囲の構造物　体表解剖からエコー解剖へ
- 上腕動脈の体表解剖と正中神経，円回内筋のエコー解剖
- 体表解剖で前腕世界一周 北半球を旅する

今日取り扱う構造物

リスター結節　尺骨　尺側手根屈筋　深指屈筋　尺骨神経
尺側手根伸筋　示指伸筋　長母指伸筋　長母指外転筋　上腕動脈
正中神経　円回内筋上腕頭　滑車　橈側手根屈筋　長掌筋　浅指屈筋

性格や好みが違うほうが結婚生活は長持ちすると言います。それは，困難に直面した時，互いの長所を活かし合い，弱点を補い合って乗り越えていくことができるからだそうです。エコー解剖と体表解剖もまさにそんな理想的な組み合わせです。ごく簡単な体表解剖を学ぶだけで，みなさんのエコー解剖は飛躍的に上達します。逆に，エコー解剖の知識を利用すると，あれほど難しかった体表解剖が驚くほど身近になります。今日はぜひ，エコー解剖と体表解剖の蜜月の世界に酔いしれてください♪

リスター結節の体表解剖

エコー解剖と体表解剖の組み合わせがどうして理想的なのかを説明する前に，具体例を一つ紹介しましょう。Day 8 で勉強したリスター結節です。手首の部分での伸筋腱群の同定には，このリスター結節の同定が欠かせません。Day 8 ではエコーを使って同定しましたが，実は体表から同定するほうが簡単です。前腕を回内して，背側から手首の真ん中に親指を置きます。この部分が，伸筋腱の第 3 〜 5 区画，総指伸筋腱や長母指伸筋腱があるところになります（Day 8 参照）。そこから親指を少し内側に移したところにリスター結節はあります。手首を少し下垂（屈曲）させて，親指を強く押し込むと，小さいけれどはっきりした骨性の隆起に触れることができます。これがリスター結節です。**動画 1** をお手本にして，リスター結節の体表解剖を勉強しましょう。

動画 1　超簡単！　リスター結節の同定

リスター結節の触知のコツ

1. 手首の真ん中で伸筋腱の第 3 〜 5 区画（ミ◯キ◯マ◯ス）を触る。
2. その少し内側（橈側）を強く押し込むと，小さな骨性の隆起を触知できる。
3. 手首を少し下垂（屈曲）すると，伸筋腱がほどよくリラックスして楽に触知できる。

それぞれの長所と弱点

リスター結節を体表から触れることができれば，いちいち前腕から橈骨の骨輪郭を追わなくてもすむので，伸筋腱群の同定が楽になります。このように，簡単な体表解剖を学ぶと，エコー解剖の腕前も上がります。なぜだかわかりますか？　それは，エコー解剖と体表解剖が，互いの**弱点を補い合う**からです。エコー解剖と体表解剖の長所と弱点を**表**にまとめました。

	エコー解剖	体表解剖
長所	断面解剖（深層の構造物の同定）	体表から構造物に触れることができる
弱点	プローブには触覚がない	深層の構造物の同定

表　エコー解剖と体表解剖の理想的な関係

体表解剖の弱点は深層の構造物の同定です。円回内筋上腕頭を体表から同定するのは簡単ですが，円回内筋尺骨頭を同定するのは至難の業です。それは，浅層にある上腕頭が触察の邪魔に

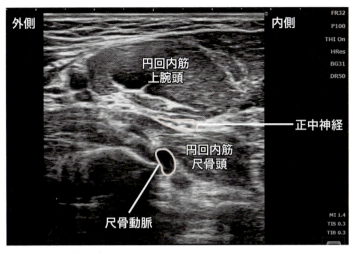

図1 円回内筋上腕頭と尺骨頭

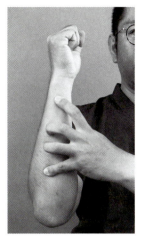

図2 尺骨の触診方法
前腕中間位で肘を屈曲すると、尺骨は前側から容易に手首から肘の部分まで触知することができる。

なるからです。ところが、エコー解剖では、これを簡単に同定することができます（図1）。超音波のビームが届く範囲であれば、体表から離れた場所にある構造物も描出することができるからです。しかも、エコー解剖は断面解剖なので、浅層の構造物との**関係性を一切壊さず**に、深層の構造物を観察することができるのです。

では、エコー解剖の弱点は何でしょう？　それは、触覚がないことです。エコーのプローブを体に当てても、骨の固さや血管の拍動などを感じ取ることはできません。視覚（画像）だけが頼りになるので、構造物を同定する時はある程度広い範囲でプローブを走査することが必要になります。Day 8でリスター結節の同定をする時、前腕の中央からスタートして橈骨の骨輪郭を手首に向かって追いかけましたよね。ところが体表解剖では、その必要がありません。特に骨のように固くてわかりやすい構造物は、それがあるであろう場所を触るだけでたちまち同定できてしまいます。

このように、エコー解剖と体表解剖は、一方が苦手とする点がもう一方の得意分野なので、一緒に勉強すると**相乗効果**を発揮してくれるのです。まさに「点と点をつないで線にする」（27ページ）でお話しした、複数のモダリティーの活用ですね。

というわけで、体表解剖学の美味しいところだけぺろっといただいて、さらにエコー解剖上手になっちゃいましょう！

体表解剖からエコー解剖へ

尺骨とその周囲の構造物

もう一つの前腕にある骨、尺骨を触っていきましょう。尺骨は、前腕の全長を通じて、体表に最も近いところにあるので、体格のいい人でも簡単に触れることができます。前腕を中間位にして、そのまま肘を曲げて、体の前側から触ってあげます（図2）。どうですか？　尺骨を手首から肘まで追いかけることができますよね。この上にエコーのプローブをぽんと置いて、尺骨

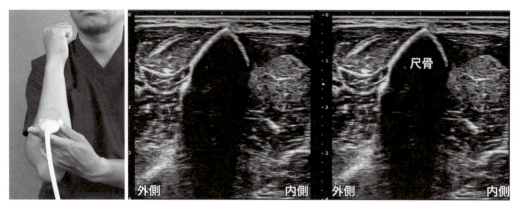

図3 尺骨を画面の中央にもってくる

の周囲の構造物をエコーで観察していきます。まずは図3のように尺骨の骨輪郭を画面中央にもってきて，手首から肘まで往復させましょう。

ちゃんと尺骨の骨輪郭を追いかけることができるようになったら，尺骨の骨輪郭を外側にもってきて，屈筋群を観察していきます。図4は手首に近い部分，図5は肘に近い部分でのエコー画像です。a，b，cの構造物はなんだかわかりますか？ 前腕の断面図（図6，7）と照らし合わせて，答えを見つけてください。正解は，**動画2**で発表します。

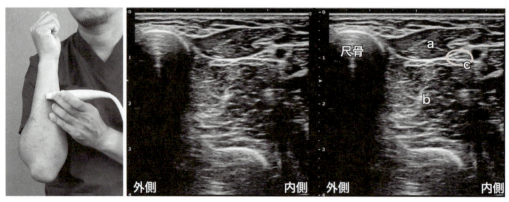

図4 尺骨と手首の近くの屈筋群

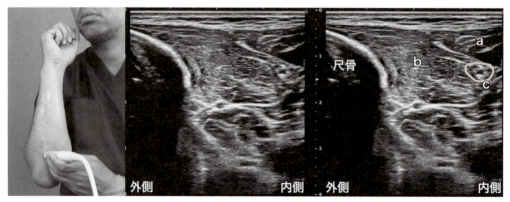

図5 尺骨と肘の近くの屈筋群

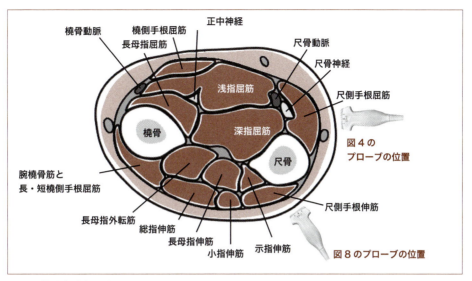

図6 前腕中央部の断面図

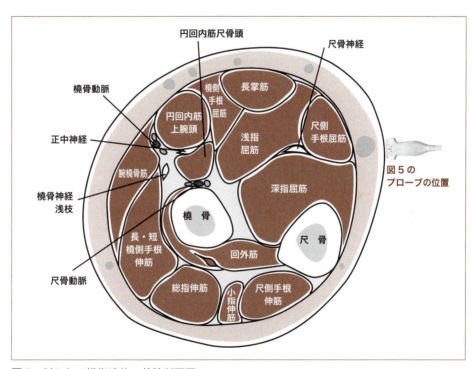

図7 肘から2横指遠位の前腕断面図

動画2　尺側から見る　前腕の構造物の同定

いかがだったでしょうか。まずは屈筋群。尺骨側（図4, 5）から見ると，尺側手根屈筋（a）と深指屈筋（b），尺骨神経（c）はこんな位置関係なんですね。そして伸筋側では常に尺骨のとなりには尺側手根伸筋が伴走しています。問題はその深層です（図8）。尺側手根伸筋の深層にあって，肘のほうにプローブを動かすと尺骨に飲み込まれるように次々と消えていくこれらの構造物。いったいなんでしょう？ 図6をよ〜〜く見てください。尺側手根伸筋の深層に，きれいに**3つの伸筋**が並んでいますね。この3つの構造物，どこかで勉強した覚えはありませんか？ そう，Day 6のおまけ動画5で勉強した，前腕深層の伸筋群です。この時は前腕を回内して後面からプローブを当てていたので，この3つの筋は横並びに見えましたが，尺骨側から観察するとこんなふうに縦並びに見えるんですね。このようにプローブを当てる**角度**を変えることで，構造物の見え方は大きく変わってきます。このことはDay12で詳しく扱います。

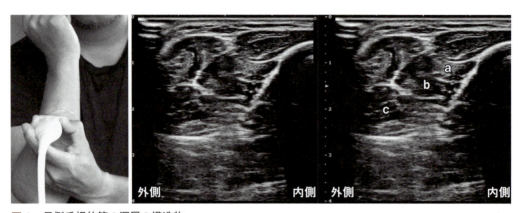

図8 尺側手根伸筋の深層の構造物

復習
Day6 動画5 正真正銘前腕コンプリート！ AbPL, EPL, EI, and EPB

図8の答え
a　示指伸筋
b　長母指伸筋
c　長母指外転筋

上腕動脈とその周辺の構造物

次に，動脈の体表解剖を利用しましょう。動脈は骨よりも柔らかいですが，拍動しているので比較的容易に同定できます。今日は上腕動脈から正中神経と円回内筋上腕頭を同定していきます。肘の部分では，図9のように外側から上腕動脈，正中神経，円回内筋上腕頭の順に並んでいます。上腕動脈を触知して，その上にプローブを当てて内側に移動させれば，正中神経と円回内筋上腕頭を同定することができます。

　まずは，上腕動脈を体表解剖で同定します。前腕を回外した状態で，肘のしわの真上，内側3分の1のあたりに指を当てれば，縦に走る力強い拍動を感じることができます（図10）。これが上腕動脈です。**肘をぐっと伸ばす**と，上腕動脈がよく張って触知しやすくなります。上腕動脈の拍動を触知したら，そこが真ん中になるようにプローブを当てて，エコーの画面上で上腕動脈を確認します。カラードプラーを使うといいでしょう。上腕動脈が同定できたら，プローブを上下に移動させて滑車の骨輪郭を探します。滑車は，先端がとがった非常にはっきり

とした骨輪郭として画面上に描出できます．滑車が描出できたら，そのままプローブを内側にスライドさせるだけで，外側から，上腕動脈→正中神経→円回内筋上腕頭の順に構造物を同定することができます（図11）．正中神経が見えにくい時は，エコーのプローブを細かく上下に動かすか，プローブを少し**チルト**する（頭尾側方向に傾ける）と，きれいに描出することができます．このチルト操作についてはDay12で詳しく学びます．

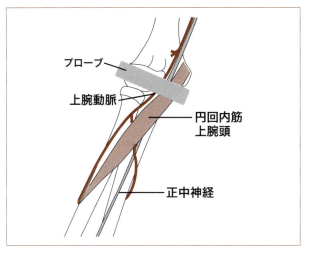

図9　上腕動脈，正中神経，円回内筋上腕頭の解剖

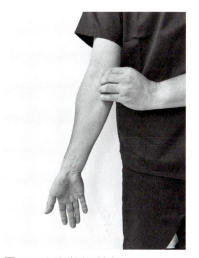

図10　上腕動脈の触察

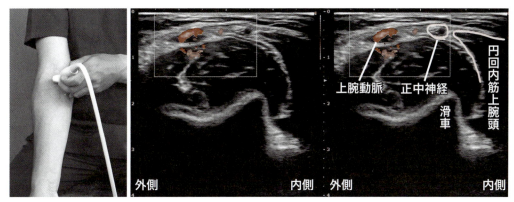

図11　上腕動脈，正中神経，円回内筋上腕頭

さあ，これでみなさんは正中神経を肘から手首まで同定できるようになりました（動画3）．正中神経は，肘から少しプローブを手首に向かって動かすと，その内側にある円回内筋上腕頭の筋腹の下に潜っていきます．ちょうどDay 4で勉強した部分ですね．あとはDay 8 動画2でやったことを思い出しながら，手首の部分まで正中神経を追いかけていきましょう．

動画3
肘の部分まで見てみよう
正中神経の同定

復習
Day8 動画2
もう二度と迷わない
正中神経の同定

神経を肘まで追うことができるようになったら，あとは屈筋群と伸筋群を肘まで同定できれば，**フルチャン**で前腕**フルコンボ**です。と，その前に，逆のパターンについて勉強していきましょう。エコー解剖が，体表解剖の助けになるパターンですね。こちら（逆）もまた，真なりです。

体表解剖で前腕世界一周 北半球を旅する

みなさんが Day 2 で学んだ，前腕世界一周 北半球の 6 つの筋を今度は体表解剖で同定していきます。そう聞いて「げっ」と思うのは，体表解剖の難しさを知っている人です。骨はともかく，体表解剖による骨格筋の同定は苦行です。骨格筋の正しい同定には，骨格筋を動かして筋腹の変化を触知することが不可欠で，そのお作法はそれぞれの筋に固有なので，6 つの筋を同定するためには，6 通りのお作法を覚える必要があります。しかも一つ一つのお作法がめちゃくちゃ難しい。でも，エコー解剖を利用すれば，たった一つのお作法だけで，6 つの筋すべてを同定できるんです，とかつて解剖学の大先輩に豪語したら，かわいそうな子を見る目で僕を見ていましたが，本当にできちゃうんですよ。うふふ。

　Day 2 の北半球，描出のコツ 4 を思い出してください（25 ページ）。この時，わたしたちは**筋腹の形**に注目しました。**図7** を見てください。前腕世界一周 北半球では，まるい筋が一つおきに現れます。円回内筋上腕頭，長掌筋，尺側手根屈筋ですね。そしてこれら 3 つの筋肉の間に，くさびのような形で，橈側手根屈筋，浅指屈筋，深指屈筋が入り込んでいます。実はこの筋腹の形の違いは，体表からでも触り分けることができます。まるっこい筋は体表からでもコロコロとよく触れますが，くさび形の筋はどちらかというと触れにくいです。なので，最初にまるい筋 3 つを同定して，その後にこれらの間にあるくさび形の筋を同定していきます。

　ここは百聞は一見にしかずなので，**動画 4** をご覧ください。

動画 4
超いい加減な触察法　前腕世界一周北半球

ね。本当に一つの動作だけで 6 つの筋を同定できたでしょう。これは，筋腹の形を知っているからこそできる芸当です。そしてこの筋腹の形がわかるのは，まさにエコー解剖で断面を観察したからこそです。大切なのは，一つのモダリティーに固執せず，複数のモダリティーを，その長所を活かしながら**融合させる**ことです。そうすることで，構造物の同定はとても簡単になります。そしてこの姿勢は医療行為における合併症を減らすことにも大いに役立ちます。

　では最後に，今日のおまけ動画（**動画 5，6**）です。肘と，肘から 2 横指遠位のレベルの間で，前腕の屈筋群と伸筋群を観察して，前腕をフルコンボしちゃいましょう。方法は簡単。上腕骨の内側上顆と外側上顆を同定して，そこからプローブを手首に向かって動かすだけです。内側上顆と外側上顆は，肘を軽く曲げて，肘の両側から指を当ててあげれば簡単に触知することができます。屈筋群は前腕を回外位にして内側からプローブを当て，伸筋群は前腕を過回内位にして前方からプローブを当てると観察しやすいですよ。

　それでは，**精神と時の部屋**へ，「ｲｯってらっしゃい♪」

| 動画 5 | おまけ動画① 内側上顆に起始する筋 | |

| 動画 6 | おまけ動画② 外側上顆に起始する筋 | |

Day 10 は，エコー解剖に動作を取り入れていきます。体表解剖では，構造物の同定に動きを使いますが，エコー解剖でも筋を動かすことによって筋腹の大きさが変わるので，筋を同定しやすくなります。

\ 今日のおさらい /

1 エコー解剖と体表解剖は相互に弱点を補い合うので，一緒に勉強すると学習のタイパが向上する
2 体表解剖を難しく考えない。体表に近い骨や血管など，わかりやすいものだけ覚えればいい
3 体表解剖は，エコー解剖で断面を観察した後に勉強するとコスパが良い

| 動画 | Day9 再生リスト
動画 1 〜 6 を連続して視聴できます
https://vimeo.com/showcase/11606210?share=copy | |

体表解剖を利用する：あなたとわたしの甘い関係　　097

COLUMN

ランドマーク法は野蛮か？　エコーへの過信が合併症を引き起こす

僕が麻酔科医になった頃，斜角筋間腕神経叢ブロックは，エコーを使わずにやるのが一般的でした（ランドマーク法といいます）。今，エコーを使ってブロックをしている先生からしてみれば，なんて野蛮なんだと思うかもしれませんが，ランドマーク法にはランドマーク法のいいところがありました。それは，**使えるモダリティーをフルに使う**ということです。確かに，ランドマーク法は指先の感覚だけを頼りに注射をするという高度な技術が要求されますので，エコーガイド下法に比べて習得するには時間がかかります。しかし，ランドマーク法では，触っている場所を少し押して放散痛が出るかどうか確認したり，当てている指を押し込むことでSpO$_2$モニターの波形が出なくなるか確認したり，薬液を注入する時にホースの中を水が通っていくような感覚があることを指先で確認したりして，確実性と安全性を高める工夫をしていました。視覚や触覚といった自分の感覚に加えて，時には患者さんの訴え，時にはモニターの波形，とさまざまなモダリティーからの情報を取り込みながら手技を完遂するという考え方が僕は好きです。もちろんエコーガイド下のブロックでも，エコー以外のモダリティーはフルに活用すべきですが，エコーで針先や構造物があまりにも鮮明に見えるため，ほかのモダリティーを併用しようとする姿勢がおろそかになっている気がします。

現在，多くの施設で中心静脈穿刺がエコーガイド下に行われています。エコーは静脈や針先を描出できるので，安全に穿刺できると期待されてきましたが，実際のところ，動脈や胸腔の誤穿刺による重篤な合併症は思うように減っていません。その原因の一つは，わたしたちがエコーの力を過信しているからだと，僕は思います。例えば，内頸静脈を穿刺しようとして鎖骨下動脈を**誤穿刺**してしまう原因は，針を深く進めすぎることです。画面を見て針先だと思っているところが実は針先ではなかった，ということが起こっているのですが，この時，ちょっと手元を見れば，あれ，少し深すぎるかな？　ということはすぐに気づくはずです。針がどれだけ深く入っているかは，針の長ささえ知っていれば一目瞭然です（Day14 参照）。確かにエコーは強力な武器ですが，その弱点を知らなければいつか必ず**大きな失敗**をします。エコー最大の弱点は，最大の長所と同じ，針先や構造物が画面に映るということです。画面に映るということは，画面を見なければならないということで，穿刺部から目を離さなければならないということです。画面に集中して針を進めるあまり，気がつけばびっくりするほど針先が進んでいた，ということが実際に起こっています。エコーは万能ではありません。エコーガイド下でインターベンションを行う際は，先人たちが蓄積してきたさまざまなモダリティーの使い方について知っておくことが合併症の予防につながるのです。

Day 10

テキトーに動かすだけ

起始と停止から読み解く動作

- 親指をぐるぐる回してみる
- よく似た走行の筋を見分ける
- 前腕を回内させてみる
- みんな大好き　斜角筋

今日取り扱う構造物

長母指屈筋　長橈側手根伸筋　腕橈骨筋
上腕二頭筋　上腕筋　筋皮神経　前斜角筋

Day 9ではエコー解剖と体表解剖の関係について勉強しました。今日は，エコーと動作の関係について勉強していきます。骨格筋の体表解剖では，目的とする筋を動かして，正しくその筋を触察できているかを確認しますが，エコー解剖でも筋を同定したり，筋と筋の境界を見つけたりする時に，体を動かしてみることが大きな助けになります。体表解剖と違うのは，動かし方がチョーいい加減でいいということ。さ，今日も楽してエコー解剖上手になっちゃいましょう。

親指をぐるぐる回してみる

ここまでいっしょに勉強してきたみなさんは，実はすでにいくつかの動作を組み込みながらエコー解剖をやってきています。そのうちの一つ，「親指ぐるぐる」を復習していきましょう。「親指ぐるぐる」が最初に登場したのは Day 6 です。Day 6 動画4「前腕北半球大陸周遊」で長母指屈筋を同定する時に，親指をぐるぐる回すという動作を使いました。そして Day 6 動画5「前腕コンプリート！」では，長母指外転筋や長母指伸筋を同定する時に，同じく親指ぐるぐるを使ってそれぞれの筋を同定していきました。

復習
Day6 動画4
自由自在に旅する
前腕北半球大陸周遊

動画
Day6 動画5　正真正銘
前腕コンプリート！
AbPL, EPL, EI, and EPB

これを見て，適当なことやってるなぁ，と感じた方もいらっしゃるかもしれません。本来なら，それぞれの筋の収縮の方向に一致した動作を用いるというのが **筋**（すじ） というものです。長母指屈筋なら母指の屈曲，長母指外転筋なら母指の外転，長母指伸筋なら母指の伸展というように。確かに筋の機能にもとづいた正しい動作を行ったほうが，より確実に筋を同定できるはずです。

けだし **正論** ですが，エコー解剖ではちょっと事情が異なります。体表解剖の場合，体表からの触知でしか筋の同定ができないので，それぞれの動作もきっちりと追い込んでやらなくてはなりません。ところがエコー解剖では筋腹全体の動きを断面として観察することができるのでそこまで厳密に考える必要はないのです。「長母指屈筋って親指さ付いでるやつだったよな。どら，せば親指動かしてぐるぐるって回してみるが。お〜うごいだうごいだ。これが長母指屈筋ってやつが〜。**(函館弁)**」こんなテキトーな動かし方でも同定できる構造物はたくさんあります。長母指屈筋の停止部は母指の末節骨だから，IP 関節をしっかり屈曲させて……などとひとりごちる必要はないのです。ね，チョー簡単♪でしょ？　**動画1** に，親指を屈曲・伸展した時と親指をぐるぐる回した時の長母指屈筋の筋腹の変化をまとめました。あなたはどちらがお好みですか？

動画1
親指をぐるぐる回す　長母指屈筋の同定

よく似た走行の筋を見分ける

逆に，厳密にその筋固有の動作をしたほうがいい場合もあります。それは，似たような走行をする構造物の境界を探す時です。具体例を挙げましょう。まずは，長橈側手根伸筋と腕橈骨筋。この二つの筋については，Day 2 動画3「前腕世界一周 南半球」で触れました。肘から2横指

遠位の部分では，残念ながらこの二つの筋の境界を見つけることは難しかった（図1）のですが，実はある動作を加えることで，それが可能になります。

復習
Day2 動画3　Let's Go Back Home
前腕世界一周南半球

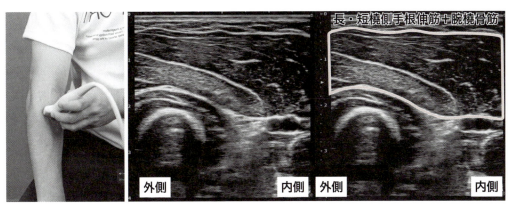

図1　境界がわかりますか？　長橈側手根伸筋と腕橈骨筋

それは，手首の背屈です。なぜこの二つの筋を同定する時に，手首の背屈をするのでしょう？まず，この二つの筋の停止部を理解しましょう。

　　長橈側手根伸筋の停止部：第2中手骨
　　腕橈骨筋の停止部：橈骨遠位部

この二つの違い，何かわかりますか？　そう，手首を越えているかどうかです（図2）。長橈側

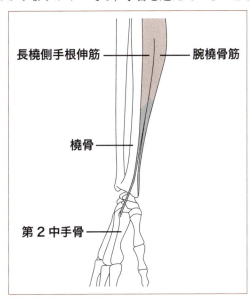

図2　長橈側手根伸筋と腕橈骨筋の停止部

テキトーに動かすだけ：起始と停止から読み解く動作

手根伸筋の停止部は手首を越えているので，手首を動かせば当然この筋は収縮したり弛緩したりします。一方，腕橈骨筋の停止部は手首を越えていないので，手首を動かしても筋腹に対する影響はほとんどないはずです。すなわち，手首を動かした時に，大きく動くのが長橈側手根伸筋で，あまり動かないのが腕橈骨筋，ということになります。実際に動画で確認しましょう（動画2）。

> 動画2　長橈側手根伸筋と腕橈骨筋　ボーダーを探せ！

動画2の最後，手首の動きではなくて，前腕を回内外した時にも，長橈側手根伸筋のほうが大きく動いて，二つの筋の境界は明確になりました。この理由については，僕にもわかりません。繰り返しますが，大事なのは，**見分けがつけばいい**，ということです。理屈ばかりにとらわれず，時には自分が動かしやすいように動かしてみる。それでうまく構造物やその境界が理解できればそれでいいし，それでうまくいかなければ，そこで改めて筋の作用や起始と停止を考えていけばいいのです。

前腕を回内させてみる

もう一つ，前腕の回内で境界がわかる筋を紹介しましょう。上腕二頭筋と上腕筋です。この二つの筋の間には筋皮神経が通っていて，末梢神経ブロックを行う際にはこのレイヤーの同定が重要になりますが，これがまたわかりにくい。この二つの筋肉の境界，どこだかわかりますか？（図3）

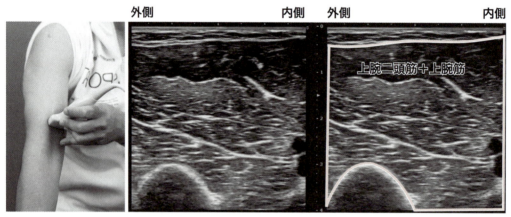

図3　境界がわかりますか？　上腕二頭筋と上腕筋

さて，今回は**100%理詰め**で考えます。まず，上腕二頭筋と上腕筋の停止部を確認しましょう（図4）。上腕二頭筋は橈骨に，そして上腕筋は尺骨に停止します（上腕二頭筋は前腕筋膜にも停止しますが，ここでは割愛します）。この違いが，二つの筋の動きに大きく影響します。前

腕を回外位から回内すると，手首の部分では，橈尺骨がダイナミックに動き，橈骨と尺骨が交差します。これに対して，肘の部分では，橈骨と尺骨の位置関係は変わりません（**図5**）。その代わり，橈骨頭が内側に回転することで，手のひらが下向きになることを可能にしています。橈骨が内側に回転する時，橈骨の近位部に停止している上腕二頭筋もまた，内側に引き込まれていくのです。一方の尺骨は，前腕を回内してもあまり動かないので，尺骨の近位部に停止している上腕筋も動きません。この理屈から，前腕を回内させると，上腕筋はあまり動かずに，上腕二頭筋だけが大きく動く，ということになるはずです。それでは実際の動画を見てみましょう（**動画3**）。

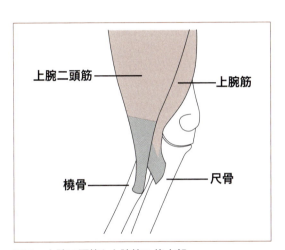

図4　上腕二頭筋と上腕筋の停止部

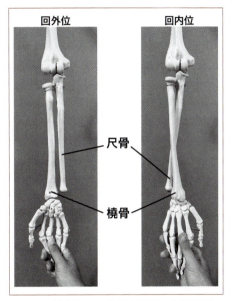

図5　回外内位での橈骨と尺骨の位置関係

動画3

上腕二頭筋と上腕筋　筋皮神経はどこだ？

動画2，3をご覧いただいてわかるとおり，筋肉と筋肉の間の筋膜は，**思ったよりも薄い**ことが多いです。むしろ筋内腱のほうがよく目立つので，こちらを境界と勘違いすることはよくあります。しかし，筋内腱は筋腹ほどダイナミックに動作に連動して動きません。ですので，簡単な動作を取り入れることで，筋内腱にまどわされることなく正しく筋の境界を見極めることができるのです。

テキトーに動かすだけ：起始と停止から読み解く動作

みんな大好き　斜角筋

最後にもう一つ。前斜角筋を観察しましょう。図6は鎖骨のすぐ上で観察した前斜角筋です。この位置で前斜角筋を同定できると腕神経叢を簡単に見つけられるようになります。腕神経叢は前斜角筋と中斜角筋の間を通るので，前斜角筋の後縁に注目しながらプローブを頭側に移動させると，自ずとその後ろに腕神経叢が見えてくるのです。

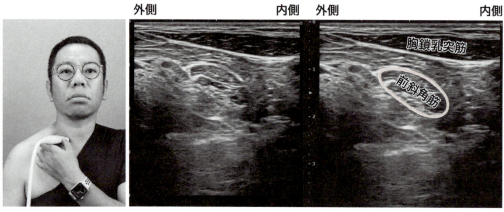

図6 前斜角筋（鎖骨上）

前斜角筋はC3〜C6の前結節から起始して，第1肋骨に停止します（図7）。この筋にある動作を加えてエコーを使って同定します。

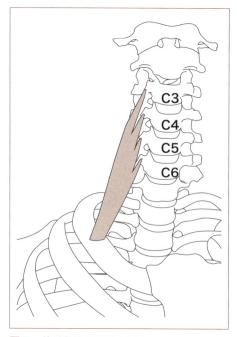

図7 前斜角筋の起始と停止

前斜角筋の役割は「第1肋骨の挙上」です。さて，第1肋骨の挙上ってどうすればできるでしょう？　ピンとこない人は，肋骨全体について考えましょう。肋骨全体が上がったり下がったりする時とはどんな時でしょう？　大きく深呼吸をしてみてください。肋骨全体が大きく上下しますね。前斜角筋は**呼吸補助筋**です。だから深呼吸をすることによって筋腹の大きさが変わります。そうです。第1肋骨が挙上する時というのは，息を吸う時なのです。呼吸補助筋としての前斜角筋の筋力は胸鎖乳突筋よりも強大だと言われています。ですので深く息を吸うと，第1肋骨を持ち上げるために，前斜角筋が収縮して，前斜角筋の筋腹が大きくなるのです。その様子を動画で見てみましょう（**動画4**）。

動画4　大きくなっちゃった♪　前斜角筋の同定

このように簡単な動きを取り入れることで，エコー解剖でも筋の同定が非常に簡単になります。筋の動きは，適当に動かしてわかる時はそれでいいですし，ちゃんと起始・停止を確認して筋の作用を考えながら動かしてもかまいません。筋の動き方は被験者の体格や年齢によって大きく変わってきます。大事なのは，一つの方法に固執せず，**いろいろ試してみる**ことです。みなさんも，ご自身の医学的知識と感性を駆使して，さまざまな動作を試みてください。

Day 11では，長軸での観察方法について勉強していきます。わたしたちは今まで，ことごとく短軸で構造物を観察しました。その理由はDay 2でお話ししたとおり，短軸で描出したほうが構造物の関係性がわかりやすく同定には有利だからですが，一度同定した構造物の全体像を観察する際には，長軸像が向いています。また中には，長軸で描出したほうが同定がしやすい構造物もあります。**ローテーション**という操作を駆使して，長軸で構造物を観察していきましょう♪

\ 今日のおさらい /

1 簡単な動作を取り入れることで，エコーを使った骨格筋の同定は簡単になる
2 まずは適当でいいので，手や足を動かして，筋腹がどんなふうに動くか試してみる
3 筋と筋の間の境界部分を観察する時は，二つの筋の起始・停止と作用の違いを利用する

動画　Day10　再生リスト
動画1〜4を連続して視聴できます
https://vimeo.com/showcase/11606213?share=copy

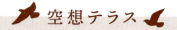

感性と理性　演劇における考察／医学における考察

僕は大学生の頃，劇団に所属していました。演劇というのはなかなか面白くて，感情を表現するのに，台詞の吐き方や表情だけではなく，身体全体を使います。さらにそこに音楽や照明が入ってきて**物語としての表現**が完成します。そのアプローチには，極めて感性的な部分と理詰めな部分が混在しています。演出家（映画で言う監督）は，役者自身が元々持っている才能（＝感性）に演劇独特のセオリー（＝理詰め）を当てはめることで，お芝居としての表現を昇華させていきます。次の台詞を吐く前に少し間をあけたり，音楽を流すタイミングを1秒早くするだけで，見る者に届くメッセージは劇的に変化します。大事なのは，感性と理性，相反する二つの概念をいかに融合させるかということです。感性に踊らされれば芝居は独りよがりになり，理詰めで作り込みすぎると観客に感動を与えることはできません。

そんなことを思い出しながらエコー解剖について考えると，エコー解剖は，従来の解剖学に比べて，非常に感性的な学問だと感じます。白黒の粗い画面の中から構造物同士の関係性だけを頼りに構造物を同定していく。きれいに描出できるかは，プローブを握る人の腕にかかっている。しかもその一連の行為が，実際に人の体の内部に触れることなく画面を通した想像の世界で繰り広げられる。何とも感性的で**ドラマチック**ではありませんか♪

医学もまた，究極の理性と感性で成り立っています。わたしたち医師は，取り替えることができない「命」を相手にしています。なのに，その仕組みの多くはいまだ謎に包まれたままです。だからこそ，医療は徹底的に理屈であり，科学でなくてはなりません。思いつきや感覚で治療をすることは許されないのです。その一方で，新しい治療法は**圧倒的な感性**の中から生まれてきます。先日僕が主催するセミナーで木村裕明先生と奥野祐次先生にご登壇いただきました。木村先生は生理食塩水を筋膜に注射すると痛みが取れるという治療法（現在のFascia Hydro-Release）を開発しました。奥野先生は慢性痛の患者は，痛みがある場所に異常な血管網があることを発見し，それを塞栓すると痛みが取れることを発見しました（もやもや血管の塞栓術）。もちろん，これまでの医学の智の蓄積や先行研究などを十分に検証したうえで新しい治療法を生み出しているわけですが，それにしたって僕から見れば感性の化け物です。筋膜やもやもや血管にアプローチしたら痛みが取れる，なんていったいほかの誰が思いついたでしょう？　このように，医学は圧倒的な理性に支配されながらも，その進歩の過程ではそれまでの常識では考えられなかった卓越した感性を取り入れてきました。この振れ幅の大きい理性と感性をどのように融合し，治療と向き合うか。これもまた，臨床家であるわたしたちの使命であり，楽しみでもあるのです。

●**木村裕明先生**　群馬大学医学部卒　麻酔科医・ペインクリニシャン
　筋膜に生理食塩水を注射することで，それまでの運動器治療で改善しなかった痛みが改善することを発見（Kimura H, et al. Sci Rep 2022；12：19782）。その後，筋膜以外のさまざまなfasciaにも効果があることを確認し，現在のFascia Hydro-Releaseの礎を築く。
●**奥野祐次先生**　慶應大学医学部卒　放射線科医
　血管内治療の際に，慢性痛患者に異常血管（もやもや血管）があることを発見。もやもや血管を塞栓することによる慢性痛の治療法（もやもや血管のカテーテル塞栓術）を確立する（Okuno Y, et al. J Vasc Interv Radiol 2022；33：1468-75）。

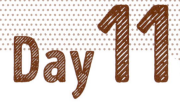

短軸から長軸へ
ローテーションについて学ぶ

- まずは長軸像の美しさをご覧あれ
- プローブの持ち方
- ローテーションの方法
- 「スライド法」で正中神経の長軸像を描出する

今日取り扱う構造物
橈側手根屈筋　大腿直筋　正中神経　前骨間神経　後骨間神経

わたしたちはこれまで，ひたすら短軸像で構造物を観察してきました。それは構造物の同定において，短軸のほうが長軸よりも有利だったからです。一方で，構造物の内部構造を観察するには，長軸像が役立ちます。今日は，プローブを回転させて短軸像から長軸像を作る方法（ローテーション走査）について勉強していきます。今までよりも，より繊細なプローブさばきが求められるので，しっかりと勉強して，長軸像描出名人になりましょう。

まずは長軸像の美しさをご覧あれ

長軸像では果たして本当に短軸像より構造物は美しく描出されるのか？　まずは論より証拠，橈側手根屈筋の短軸像と長軸像を見てみましょう（図1）。短軸像（図1A）では，橈側手根屈筋の内部に白い点がポツポツ見えています。これは，いわゆる筋線維です。長軸像（図1B）を見ると，この筋線維が画面左端から右端まで美しく伸びています。このように，長軸像では構造物をより画面いっぱいに，しかもその線維方向に沿って描出できますので，構造物の内部の観察に有利です。橈側手根屈筋の長軸像を描出したまま手首を屈伸させると，橈側手根屈筋の筋線維がダイナミックに動く様子を観察できます。

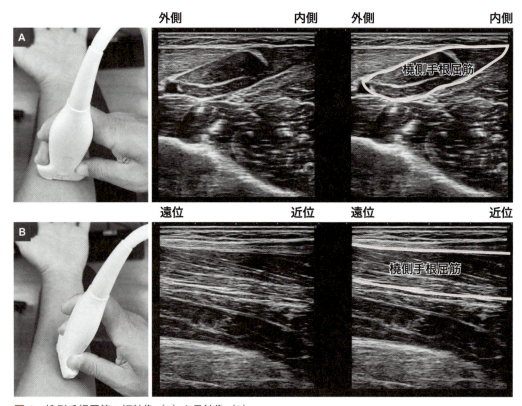

図1　橈側手根屈筋の短軸像（A）と長軸像（B）

プローブの持ち方

それでは早速，長軸像の描出方法を勉強していきましょう。ここで使うのは，ローテーションという走査です。ローテーションとは，言葉どおり，プローブを回転させて角度を変える走査（図2）です。これまでとは違って，プローブの中心を軸にして，その軸がぶれないように回転させなくてはならないので，プローブさばきの**難易度は各段に上がります**。なので，図3のように両手でプローブを持って，構造物を見失わないようにゆっくりとプローブを回転させる方が多いです。気持ちは痛いほどわかりますが，これはちょっといただけません。なぜな

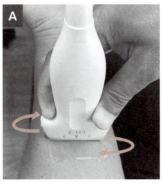
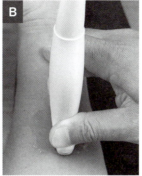
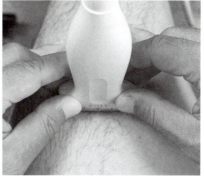

図2　ローテーション走査

図3　（ローテーションの時に）おすすめ
できないプローブの持ち方

ら，両手で無事にローテーションができたとしても，例えばその後に注射をする時，またプローブを片手で持たなくてはなりません．両手から片手にプローブを持ちかえる時に，プローブがずれて，せっかく長軸で捉えた構造物が画面から消えてしまいます．ですから，わたしたちは，**片手で**ローテーションをする方法を勉強していきましょう．構造物の大きさに合わせて，3つの方法をお教えしますので，ぜひマスターしてください．

　最初に，プローブの持ち方を勉強しましょう．短軸像から長軸像を作る時は，ローテーションさせた後に一番持ちやすい形（図4A）になるように，逆算してプローブを持ちます（図4B）．図4Cのような持ち方からローテーションをすると，長軸にした時に，手首の角度に無理が生じて不安定になってしまいます（図4D）．

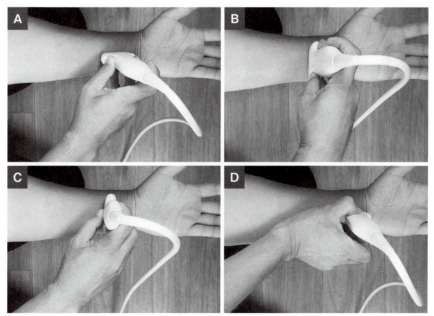

図4　ローテーションをする時のプローブの持ち方

短軸から長軸へ：ローテーションについて学ぶ

ローテーションの方法

1 マーキング法

まず，大きな構造物の長軸像の作り方から勉強しましょう。Day 3 動画1で触れた大腿直筋の長軸像を描出していきます。

短軸像で大腿直筋を同定したら（**図5**），大腿直筋が，画面中央に移動するようにプローブをスライドさせます。次に，プローブ幅の中央の**延長線上**，プローブの幅の半分ほど離れたところに，プローブの向きと直交するようにもう片方の指を置きます（**図6A**）。そしてその指にまっすぐ沿わせるようにプローブを置くと（**図6B**），美しい長軸像が描出できます（**図7**）。もう少し精密に長軸像を作りたい時は，短軸像を作った時に，プローブ幅の中央に爪でマーキングをします（**図8A**）。その上で先ほどと同じようにプローブ幅の中央の延長線上に指を置きます。そして，指先と爪のマークを結ぶ線上（**図8B**）にプローブを当てると，より確実に長軸像を作ることができます。実際の走査を**動画1**で確認してください。

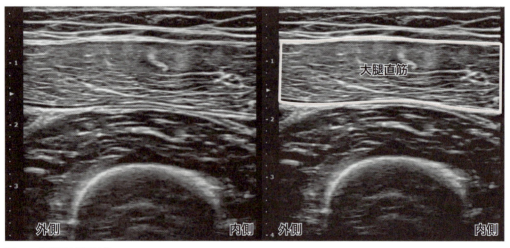

図5 大腿直筋短軸像

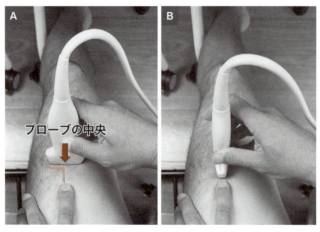

図6 マーキング法①

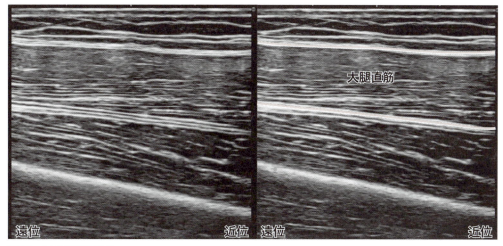

図7 大腿直筋長軸像

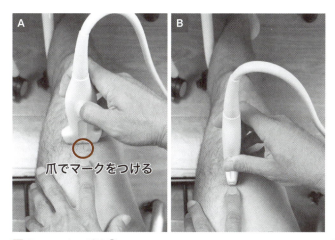

図8 マーキング法②

復習

Day3 動画1　簡単エクササイズ　大腿直筋の同定

動画1

もう片方の手を上手に使う　マーキング法

短軸から長軸へ：ローテーションについて学ぶ

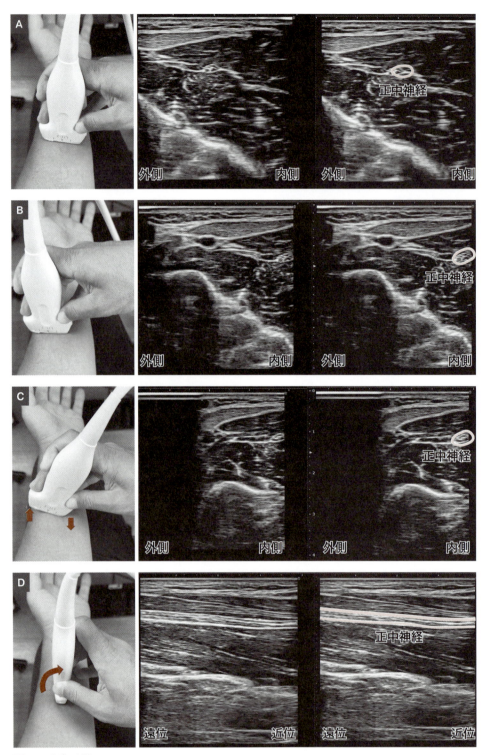

図9 ピボット法

復習
Day8 動画2
もう二度と迷わない
正中神経の同定

動画2
コンパスをイメージする
ピボット法

2　ピボット法

次は，もう少し小さな構造物の長軸像を描出する方法です。ここでは，前腕の正中神経の長軸像を描出していきましょう。Day 8 動画 2 のように正中神経を短軸で同定したら（図 9A），プローブを橈側にスライドさせて正中神経を画面右端に移動させます（図 9B）。次に，プローブの左側を少し浮かせて，プローブの右側の角を皮膚に押し込んで，プローブがずれないよう支点を作ります（図 9C）。**コンパスの針**をイメージしてください。そしてそこを中心にして，プローブを一気に 90°回転させると長軸像ができます（図 9D）。実際の走査を**動画 2** で確認してください。本物のコンパスの針のように，プローブが皮膚に刺さっているわけではないので，慣れるまでは回転させる時にプローブが少しずれてしまうかもしれませんが，その時は，ちょっとだけプローブを左右にスライドさせると長軸像がきれいに描出できます。この走査は次のスライド法で勉強します。

3　スライド法

最後に，もっと小さな構造物の長軸像を描出していきましょう。目標は，前骨間神経と後骨間神経の同定です。前骨間神経と後骨間神経は，それぞれ正中神経と橈骨神経の分枝で，前腕深部の筋と，前腕および手首の深部の知覚を司ります。リニアプローブで同定できるギリギリの細い神経で，時に短軸での描出も困難です（図 10A）が，長軸像を作ることができると，意外ときれいに描出できます（図 10B）。ただし，最初から前骨間神経を描出しようとすると脳みそが**ファイヤー**してしまいますので，まずは正中神経を使って説明していきますね♪

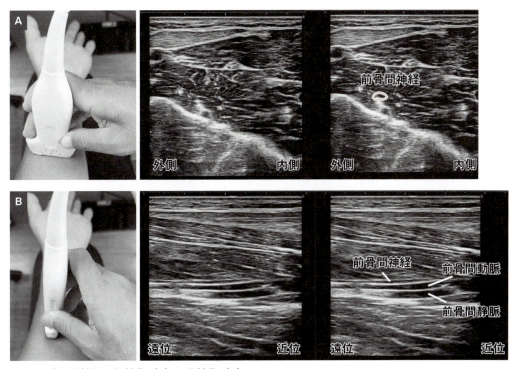

図 10　前骨間神経の短軸像（A）と長軸像（B）

スライド法で正中神経の長軸像を描出する

Step 1：正中神経を画面の中央に短軸で描出する

まずは，橈側手根屈筋が腱になり正中神経が比較的体表に近づいたところで，正中神経を同定しましょう．そして，正中神経が画面の真ん中にくるようにプローブを動かします（図11A）．

Step 2：思い切って45°くらいプローブを回転させる

正中神経を短軸で画面の真ん中に描出できたら，プローブを思い切って45°くらい一気に回転させます．この時，正中神経を画面の真ん中にキープしようとする必要はありません．画面から消えなければ左右にずれてもいいので，思い切ってぐいっとプローブを回転させます．

Step 3：正中神経を再び画面の真ん中にもってくる

プローブを回転させた時に左右にずれた正中神経を再び画面の中央にもってきます（図11B）．プローブを左右に細かくスライドさせると，正中神経が画面の中を移動します．この時，ただ真ん中にもってくるのではなくて，画面の**左端から右端まで**正中神経が移動するようにプローブをスライドさせます．正中神経を画面上で自在に旅をさせることができたら，正中神経を画面中央に描出してそこでプローブを固定します．

Step 4：Step 2 の時より小さくプローブを回転させる

またプローブを回転させるのですが，今度はStep 2の時の半分くらいの角度だけ回転させます（図11C）．構造物は，短軸像から長軸像に近づくほど，ローテーションによって画面から消えやすくなるので，2回目は，1回目よりも小さくプローブを回転させる必要があるのです．

Step 5：また正中神経を画面の真ん中にもってくる

正中神経が再び画面の左右どちらかにずれたら，正中神経を画面の真ん中にもってきます．Step3と同じようにプローブをスライドさせて正中神経を画面の端から端まで動かした後に正中神経を画面の真ん中に描出します．この時，Step3よりも小さなプローブの動きで，正中神経が画面の端から端まで動くことがわかると思います．長軸に近づけば近づくほど，小さな動きで構造物は**大きく動きます**（図12）．

Step 6：回転とスライドの走査を繰り返す

以降は繰り返しです．プローブをさらに小さくローテーションさせる，プローブをさらに細かくスライドさせる，という走査を繰り返します．気がつけば自ずと正中神経が長軸像として現れてきます（図11D）．実際の走査を**動画3**で確認してください．

動画3　スライド走査を併用する　スライド法

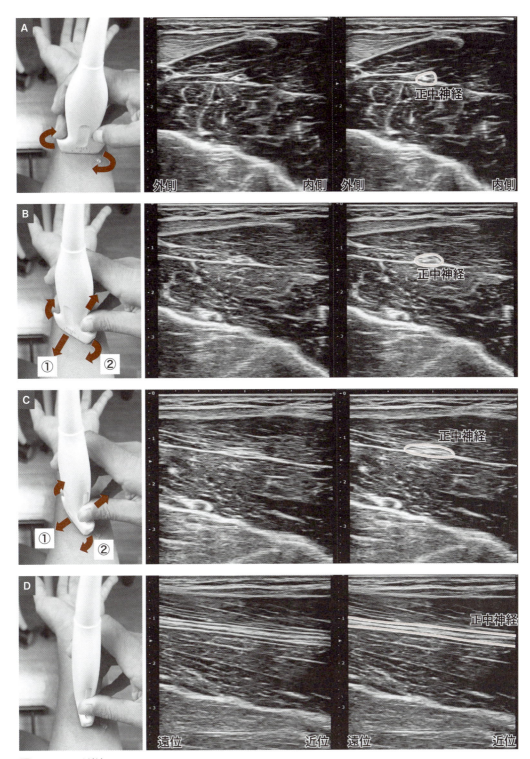

図11 スライド法

動画を見てこう思った方はいませんか？「なんでわざわざ画面の端から端まで構造物を移動させるんだろうか？ センターからずれた分だけ戻してあげればいいじゃないか！」

確かに，わざわざ画面の左端から右端まで正中神経を旅行させなくても長軸像は作れます。実はこの走査は，スライド法で上手に長軸像を作る**トレーニング**なのです。どちらにスライド

短軸から長軸へ：ローテーションについて学ぶ

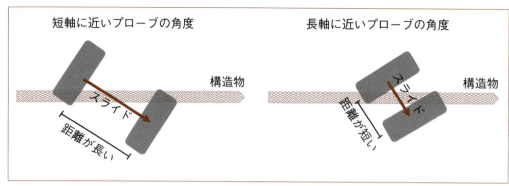

図12　ローテーションの角度とスライドの幅
プローブをスライドさせて画面の端から端まで構造物を移動させる時，より短軸に近い角度で構造物に当てているほうがプローブの移動距離は長くなる。

動画4　構造物の同定　前骨間神経

動画5　構造物の同定　後骨間神経

させれば構造物は画面中央に向かって動くのか？　どのくらいスライドさせればどのくらい構造物は動くか？　この感覚をつかむために，端から端まで構造物を移動させることが必要なのです。意識しなくてもそれがすらすらできるようになれば，どんなに小さな構造物でも，確実に長軸像を作れるようになります。

　スライド法で正中神経の長軸像を描出できるようになったら，いよいよ**前骨間神経**（動画4）と**後骨間神経**（動画5）の描出にチャレンジしましょう。とても細い神経ですが，スライド法を駆使すれば必ず美しい長軸像を作り出すことができます。勇気をもって挑戦してください。ローテーションは非常に繊細な走査なので，ついついプローブをゆっくり動かしがちですが，それではやはりいつまでたってもプローブさばきは上達しません。プローブは速く動かす。走査は違えども，この原則は常に変わらないのです。

Day 12は，ほかのプローブの走査方法，チルト，ロッキング，コンプレッションについて勉強します。ローテーション走査同様，繊細な走査ですが，がんばってマスターしましょう。

＼今日のおさらい／

1. ローテーション走査は片手で，プローブは速く動かす
2. 構造物の大きさに応じて，マーキング法，ピボット法，スライド法を使い分ける
3. 構造物を画面の端から端まで移動させるトレーニングを繰り返して，スライド法におけるプローブさばきを習得する

動画　Day11　再生リスト
動画1～5を連続して視聴できます
https://vimeo.com/showcase/11606215?share=copy

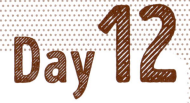

プローブの さまざまな走査法

チルト，ロッキング，コンプレッション

- スライド走査との違い
- チルト走査
- ロッキング走査
- コンプレッション走査

今日取り扱う構造物
坐骨神経　正中神経　腕神経叢　大腿神経

　がっくんといっしょ エコー解剖のひろばも早いもので Day12。エコーを使った構造物の同定について，だいぶ自信がついてきたのではないでしょうか？　今日はプローブのさまざまな走査方法について勉強していきます。
　わたしたちは今まで，主にスライド走査ばかり勉強してきました。
　ほとんどの構造物はこの走査だけできれいに同定できるのですが，中には別の走査が必要になる場合があります。今日はこれらの走査について，一つ一つわかりやすく説明していきます。

スライド走査との違い

スライド走査とその他の走査の違いは，プローブを当てる位置を動かすか動かさないかです。スライド走査では，プローブを動かすことで構造物を発見していったのに対し，ほかの走査（チルト走査，ロッキング走査，コンプレッション走査）では，プローブを当てる位置は動かしません。これらの走査が必要なのは，スライド走査で構造物を同定した後，目的とする構造物をよりきれいに描出する時です。だから，プローブを当てる**位置は変えない**で，向きや当てる力など，当て方だけを変えるのです。プローブを動かしてはいけない分，走査はより繊細です。一つ一つ，例を示しながら丁寧に説明しますので，がんばってこれらの走査を身につけましょう。44ページの空想テラスでも少しお話ししましたが，プローブの走査の名称は，まだ統一されていないのが現状です。スライドをスウィープという人がいたり，チルトのことをファンと書いてある教科書があったり，割と**カオスな状態**です。これではいかん，ということで，エコーの世界のオーソリティーが集まって統一の名称を決めようとしたのが**図1**です。今後，プローブの動きの呼び方が統一されていくとしたら，現時点ではこれになる可能性が一番高い

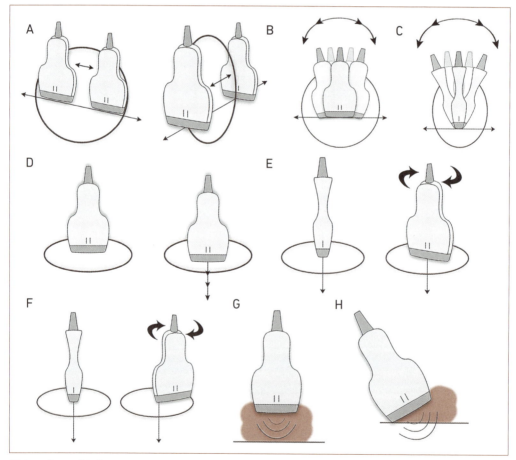

図1　プローブ走査
A：slide, **B**：heel-toe, **C**：tilt, **D**：compression, **E**：rotation, **F**：pivot, **G**：stand-off, **H**：oblique stand-off
（Hall MM, Allen GM, Allison S, et al. Recommended musculoskeletal and sport ultrasound terminology: a Delphi-based consensus statement. Br J Sport Med 2022; 56: 310-9. より許可を得て転載）

と思いますが，正直，細かすぎてがっくんはついて行けません．動かす，傾ける，回す，押す．それじゃダメなの？　と思うんですが……．とりあえず本書では今までどおり，スライド，チルト，ロッキング，コンプレッションと呼んでいきたいと思います．

チルト走査

まずはチルト走査について（**図1C**）．プローブを当てる位置を動かさずに，プローブを傾ける走査です．この走査が必要になるのは，スライド走査で構造物の位置を特定した後に，構造物をよりはっきりと描出したい時です．構造物が最もはっきり描出できるのは，構造物に対して垂直にプローブが当たった時です．構造物に対して斜めにプローブが当たると，超音波のビームが**逃げてしまって**，構造物をはっきりと確認することができません．Day 2 で，「皮膚に垂直にプローブを当てる」ことが描出のコツと述べたのは，これが一番の理由です．スライド走査で目的の構造物を同定できたけれど，いまいちはっきり見えない時，手元を確認すると皮膚に対して斜めにプローブが当たっていることがあります．その時にチルト走査を加えてプローブの角度を修正します．

一方，ちゃんとプローブが皮膚に垂直に当たっていても構造物が見えにくい時があります．それはなぜでしょう？　もしすべての構造物が皮膚に対して平行に走っていれば，皮膚に垂直にプローブを当てるだけで，構造物は最も美しく描出されるはずです．しかし現実には，多くの構造物が，皮膚に対して**斜めに**走行しているのです．その最たる例が坐骨神経です．特に膝窩に近い部分で，坐骨神経は皮膚に対して斜めに走行します．この位置では，皮膚に垂直にプローブを当てると，坐骨神経には斜めにプローブが当たることになり，超音波のビームが逃げてプローブに返ってきません（**図2A**）．ですので，プローブの向きをチルトダウン（エコーの先端を遠位方向に傾ける）して，坐骨神経に対して垂直になるようにプローブを当てる必要があります（**図2B**）．皮膚に対しては斜めにプローブが当たりますが，構造物には垂直に当たるので，坐骨神経をきれいに描出することができるのです（**図3**）．**動画1** で確認してみてください．

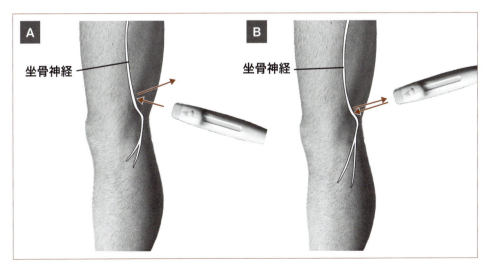

図2　坐骨神経に対してプローブを垂直に当てる
斜めに超音波ビームが当たるとビームが逃げてエコーのプローブに返ってこない．

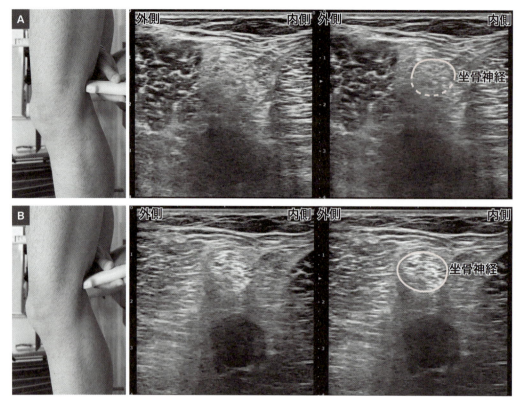

図3 坐骨神経

動画1　チルト走査について学ぶ　坐骨神経の同定

　実際のところ，目的の構造物が，どのくらい皮膚に対して斜めに走っているかを，プローブを当てる前に把握するのは至難の業です．ですので，まずはこれまでずっと学んできたスライド走査を使って構造物を同定します．その時に，もしあまりきれいに見えなかったら，もしかしたら構造物に対して斜めにプローブが当たっているかも，と予想してチルト走査を加えてみてください．どんな時も，まず基本となるのは**スライド走査**であることを忘れないでください．

ロッキング走査

　ロッキング走査も，チルト走査と同様，プローブの向きを変える走査ですが，向きを変える方向が違います．チルト走査が縦方向の動きだとするなら，ロッキング走査は横方向の動きです（**図1B**）．ロッキング走査によって変わってくるのは，画面の縦方向の構造物の関係性と視野です．**図4**に正中神経を示します．**図4A**では，正中神経は橈側手根屈筋の真下にあります．この位置からプローブを外側方向にロッキングして内側から前腕をのぞき込むようにすると，正中神経は橈側手根屈筋と浅指屈筋の間に見えるようになります（**図4B**）．さらに**図4A**では見

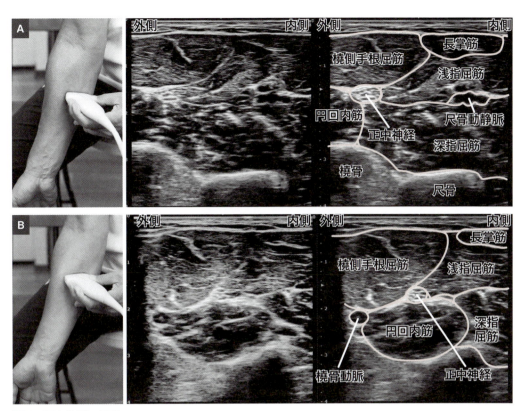

図4 正中神経の同定

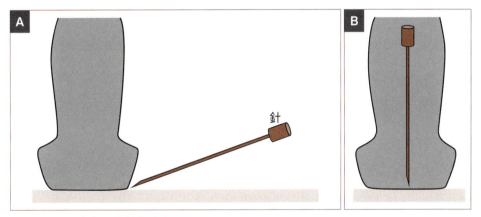

図5 平行法（A）と交差法（B）

えなかった円回内筋尺骨頭や橈骨動脈も，画面の中に入ってきます。このように，プローブを当てる向きを変えることで，構造物の位置関係や見え方が変わってくるのです。

　このロッキング走査を使うのは主に，エコーを使いながら治療を行う時です。斜角筋のレベルで腕神経叢を見ていきましょう。僕たち麻酔科医は，末梢神経ブロックの一環として，この位置で腕神経叢に針を進めて局所麻酔薬を投与し，主に肩から上腕領域の鎮痛を図ります。この時の針の進め方には，2通りの方法があります。一つは**平行法**（**図5A**），もう一つは**交差法**（**図5B**）です。平行法では，エコーの画面に沿って，針全体が映るように針を進めるのに対し，交差法では，プローブの真ん中から，超音波のビームの方向に沿ってまっすぐに針を進めます。

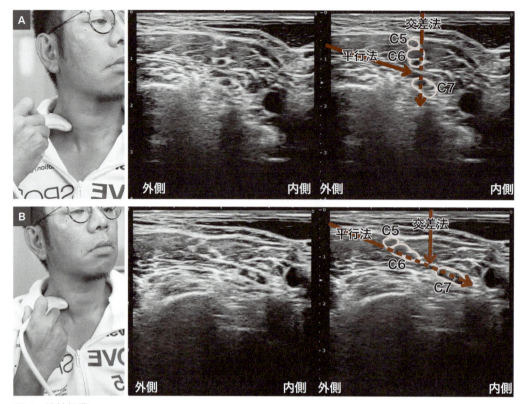

図6 腕神経叢

　この時に，ロッキング走査が生きてきます。例えば，図6Aの向きでプローブを当てると，平行法では，C5，C6，C7のすべての頸神経に対して容易にアプローチできますが，交差法ではC5が邪魔をして，C6，C7に針を進めることが困難です。このような場合は，外側方向に向けてプローブをロッキングします（エコーのプローブの内側を押し込むようにします）。そうすると，図6Bのような画像を得ることができます。腕神経叢が斜めに並んでくれるので，交差法でも，C5，C6，C7すべての頸神経へのアプローチが可能です。逆にこの状態で針を平行法で進めようとすると，今度はC5，C6が邪魔になってC7へのアプローチが難しくなります。

　このように，エコーを使いながら注射をしたり，エコー画像を見ながら発痛源となる構造物を正しく触り分ける（**エコーガイド下触診**と呼びます）際に，ロッキング走査は極めて有用な方法になります。動画2で確認してみてください。

> 動画2
> ロッキング走査について学ぶ　腕神経叢の同定

コンプレッション走査

コンプレッション走査とはその名のとおり，プローブをぐっと押し込んで圧力をかける走査です（**図 1D**）。この走査は，神経を観察する時に特に有用です。これまでの学習でわかるとおり，神経は筋肉よりもはるかに細いので，骨格筋に比べて同定が困難です。この時に生きてくるのがコンプレッション走査です。一般に構造物は，弛緩した状態よりも**緊張した状態**のほうが同定が容易になります。プローブに軸圧をかけると，当然構造物はその圧によって伸展されるので，構造物が同定しやすくなるのです。もっとも神経を描出する場合，神経そのものよりもその周囲の構造物（特に骨格筋）を伸展させることが重要なのですが，そのことについてはDay13でお話ししたいと思います。

　コンプレッション走査の具体例として，鼠径部で**大腿神経**を描出していきましょう。大腿神経は，鼠径部では腸腰筋（＝腸骨筋＋大腰筋）の上に位置します（**図 7**）。この位置にプローブを当てると，内側から大腿静脈→大腿動脈→大腿神経という順に並んでいる様子を観察することができます。大腿神経を描出する時には，コンプレッション走査が有用です。図 8A は普通にプローブを当てた時の大腿神経，図 8B はコンプレッション走査を加えた時の大腿神経です。どちらが見やすいかは**明白**ですね♪　コンプレッション走査をしていない状態（図 8A）では，大腿神経は腸腰筋と大腿動脈の間に少し潜り込むような感じで，あまり鮮明に描出されません。そこにコンプレッション走査を加える（図 8B）と，腸腰筋と大腿神経が伸展され，大腿神経が腸腰筋の上にしっかりと乗っかってきます。そして構造物としての輪郭がより鮮明になります。**動画 3** で確認してみてください。

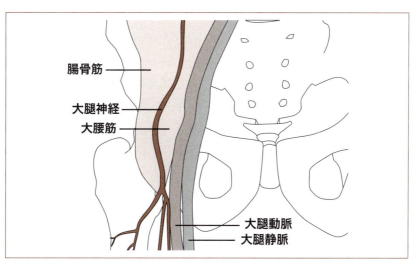

図 7　大腿神経の走行

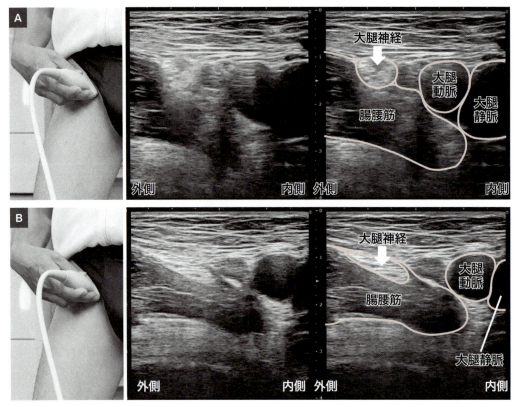

図8 大腿神経

動画3　コンプレッション走査について学ぶ　大腿神経の同定

このように，コンプレッション走査を加えることで，構造物がより鮮明に見えてきます。今まで勉強したさまざまな神経にも応用できますので，ぜひ一度試してみてください。

今日勉強した3つの走査は，プローブの位置を固定したままプローブを動かすという意味で繊細な走査ですが，スライド走査と併用することで，よりしっかりと構造物を同定することができます。繰り返しになりますが，これらの走査をうまく活用するには，まず何よりもスライド走査に長ける必要があります。スライド走査を**縦横無尽**に使って構造物の位置を絞り込めてこそ，これらの走査が生きてくるのですから。

Day13は，自分ではなく他人の体にプローブを当てる時のコツについてお話しします。これまでいっしょに勉強してきて，自分の体だと構造物をきれいに描出できるのに，臨床で患者さんにプローブを当てるとうまくいかなくて**ショボン**な面持ちになった方々もたくさんいると思います。そのくらい，自分の体にプローブを当てるのと，患者さんにプローブを当てるのとでは勝手が違うのです。その違いを学ぶことではじめて，臨床でも上手に構造物を同定できるようになります。ぜひ，次回も一緒に勉強していきましょう。

\ 今日のおさらい /

1 スライド走査で同定した構造物が見えにくい時は，チルト走査をすると，構造物をよりきれいに描出できる
2 ロッキング走査は，エコーを使った診断や治療の際に有効である
3 コンプレッション走査で構造物がはっきり見えるメカニズムは，軸圧による構造物の伸展である

動画

Day12　再生リスト
動画 1 〜 3 を連続して視聴できます
https://vimeo.com/showcase/11608361?share=copy

空想テラス

幸せになるための時間の使い方
～タイパを捨てて YouTuber になろう～

最近**「タイパ」**という言葉をよく耳にします。Time Performance の略で，コストパフォーマンスの時間版ですね。効率を上げて仕事をさっさと終わらせるのは僕も賛成ですが，中には，ドラマも倍速再生して見て時間を稼ぐ人がいるので驚きです。ほかにやりたいことをする時間が作れるからだそうですが，娯楽にまでタイパを求めるなんて，だったらいっそ見るのやめたらいいのに，とおぢさんは思うわけです。そうまでして節約した時間で何をやりたいかというと，"**FIRE**" だそうです。日本語に訳すなら「投資で稼いでさっさと引退」です。年金問題や少子化問題が大きく報じられる昨今，自分の老後のために安定した不労所得を獲得したいという気持ちはよくわかります。しかしそもそも日本人のいったい何パーセントが将来 FIRE できる見込みがあるのでしょう？ 宝くじを買うのは**思考停止**だと某有名 YouTuber（ひ◎◎き）が言っていましたが，FIRE 目指してせっせと時間を節約するのも，「宝くじ当たれ！」と確率的にはたいして変わらない気がします。だったら今を楽しく生きたほうがずっと幸せです。仕事も趣味も，時間に追われながらやっているうちは心から楽しむことができません。それを充実した時間にするためには，ちゃんと時間を割いて，じっくり腰をすえて取り組むことが必要なのです。タイパに追われて脳みそがファイヤーした状態では，とてもじゃないけど楽しむことはできません。

少し話は変わりますが，仕事とのかかわりを見つめ直そうという考え方の一つにワークライフバランスがあります。仕事だけではなく，私生活も充実させようという考え方で，労働形態や残業の見直しが進められています。最近は医師の世界にもこの概念が広がってきました。居酒屋チェーン「●タミ」を超えるブラック企業といわれた往年の医療業界で生きてきたおぢさんたちからすれば，もはやウラメしささえ感じますが，とてもいいことだと思っています。かくいうがっくんも，すでに 3 年前にワークライフバランスを取り入れました。現在*は週 2 日非常勤医として麻酔やペインクリニックのお仕事をしています。俗に言う**週休 5 日族**ですね。で，病院勤務以外の時間に何をしているかというと，主にエコー解剖動画の配信と子育て，そして最近はこの原稿の執筆が多くの時間を占めています。収入は激減しましたが，常勤医だった頃と比べると，非常に豊かな時間を過ごすことができています。例えば子どもたちのために料理を作ることですら，今までの自分にはなかった知識やスキルに触れることができ，新しい感性やモノの考え方を吸収することができます。もちろん，罵られることもあります。「ろくに働きもしないで，YouTube で**チャラチャラした**動画流して小銭稼いで悦に入りやがって」とか。麻酔科としての順当なキャリアも地位もない人間が YouTube という媒体を使うことが色目で見られやすいのはわかっていますが，落ち込みます。そんな時は，こんな魔法の言葉を唱えて自分を鼓舞します。「僕は毎年 1000 万円を払って自分の時間を買い，その時間で医療の発展のための無償の教材を作成，配布してるんだ」と。事実，僕の YouTube 動画は，広告収入を得ていないので，本当にボランティアなのですが，その辺のお話は，「おわりに　幸せについて」でお届けします。　　＊2023 年 12 月時点（LiSA 連載執筆時）。今は週 5 日お仕事しております ^^;

Day 13

患者さんに プローブを当てる

- ● ぶつかった壁は意外と低い
- ● 触覚
- ● 体のフォルムと体位
- ● 構造物の緊張

今日取り扱う構造物 ―――――――――――――――――――

腕神経叢　四辺形間隙
―――――――――――――――――――――――――――――

わたしたちはこれまで 12 日間にわたって自分の体を使ってエコー解剖の勉強をしてきました。今日は，他人の体にプローブを当てる時のコツを勉強していきます。他人の体にプローブを当てて構造物を同定する時には，自分の体にプローブを当てる時とは違ったお作法があります。このお作法をしっかり押さえて，患者さんの体で自在に構造物を描出できるようになりましょう♪

Day 0 で，ハンズオンセミナーではきれいに構造物を同定できたのに，自分の外来ではうまく描出できなくなってしまう，というお話をしました。それは，44 ページの空想テラスでも述べたように，実際の臨床では，自分一人の力で構造物を同定しなくてはならないからです。だからこそわたしたちは今日まで 12 日もかけてエコー解剖を勉強してきたわけですが，実際の患者さんの体にエコーを当てる時にもう一つ**乗り越えなければならない壁**があります。こんなに一生懸命勉強してきたのに，ここからさらに越えるべき壁があるなんて，涙でエコーの画面が曇ってしまいそうになりますが，自分の体にプローブを当てる時と何が違うのか意識することができれば自ずと修正できますので，くじけずに勉強していきましょう。

触覚

まずは触覚についてです。ここで言う触覚は，"プローブを当てられている"という受け身の感覚です。自分の体を使って練習している時は，目をつむっていたってプローブがどこに当たっているか感じることができますが，他人の体だとそうはいきません。プローブがどこにあるかは，患者さんの体を見なければわからないのです。Day 9 で，体表解剖に対するエコー解剖の弱点はプローブを当てている手の触覚がないことだと述べました。プローブ自体には触覚がないので，体の起伏や体表解剖のランドマークをプローブを通して覚知することができないのです。そのため，ともすれば画面に集中するあまり，プローブがあらぬ位置に移動しがちだということは，Day 2 でも述べました。自分の体なら，自分の感覚に耳を澄ませば簡単に「ずれ」を修正することができますが，患者さん相手だとそれが通用しません。

　ちょっとした実験をしましょう。みなさんの右手と左手の人差し指を，肩幅よりも少し広い距離で立ててください（**図 1**）。次に目を閉じて，右手を動かして，右手の人差し指の先と左手の人差し指の先を合わせてください（**図 2**）。ほとんどの人が 1 回目でピタッと指先を合わせることができるはずです。では次に，左手の人差し指をほかの物に置き換えます。例えばグラスに入ったスプーン（**図 3**）。そして先ほどと同じように右手の人差し指の先をスプーンの柄の先端に合わせてください（**図 4**）。なかなかうまくスプーンの先端に指先が向かっていかないのがわかりますか？

　わたしたちの脳は体の各位置からの情報を常に受け取り，時に目をつむってでもそれらの**位置関係**を調節することができます。その片方の情報がなくなるということが，実にやっかいだということがおわかりいただけたと思います。

　本書では，みなさんが一人でエコー解剖の練習をできるように，可能な限り自分の体を使って構造物の同定をしてきました。熱心な読者の方ほど，自分の体にプローブを当てることに慣れてしまって，他人の体にプローブを当てる時との違いに気づかないかもしれません。

3 つの対処法

プローブが当たっているという感覚がない。この弱点を克服する 3 つの対処法をお教えします（**動画 1**）。

　まずは，**手元を見る**こと。画面を見ながらプローブをスライドさせている限り，プローブの位置が自分のイメージしている場所からずれないようにすることは絶対に不可能です。おかしいな，と思ったら常に一度画面から目を離して手元を見る。最初は，「あらら，こんなにずれていたか」と思い知ることも多いと思います。

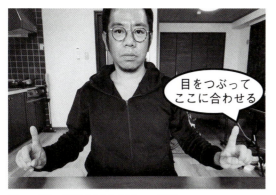

図1　脳の機能を試す実験1：開始

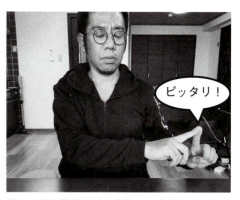

図2　脳の機能を試す実験1：成功

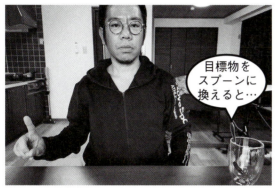

図3　脳の機能を試す実験2：開始

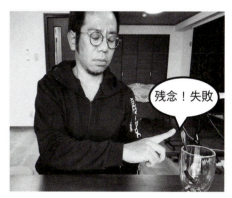

図4　脳の機能を試す実験2：失敗

　次に，体表解剖の**ランドマーク**を使うこと．例えば鎖骨（図5）．鎖骨上で腕神経叢を同定する時は，プローブを鎖骨の上に当てて，絶えず鎖骨から離さないようにします．まるで鎖骨というレールの上を走るように，プローブを常に鎖骨に接しながらスライドさせます（図5A）．こうすることによって手元を見なくても，プローブは必ず鎖骨のすぐ上にあります．もし，同じ腕神経叢でも，斜角筋間法のようにプローブを鎖骨から離さなくてはならない時は，プローブを支持する薬指と小指を鎖骨に当てておくといいでしょう（図5B）．こうすることで，プローブが頭側に大きくずれるのを防ぐことができます．

　最後に，**もう片方の手**を使うこと．プローブを持っていない手の指を解剖学的ランドマークに添えておくと，先ほどの実験で示されたように，脳がプローブの位置ともう片方の指の位置の情報を収集して無意識に位置関係を調節してくれるので，プローブがあらぬ方向に行ってしまうのを防ぐことができます．図6では，右手の人差し指は鎖骨上での腕神経叢の位置を指し示しています．先に鎖骨上で腕神経叢を同定しておいて，そこにプローブを持っていないほうの指を置いておく．その指の位置を意識しながらプローブを動かせば，プローブが大きくずれることはありません．

動画1　プローブをずらさないための3つの対処法

患者さんにプローブを当てる

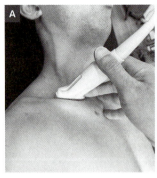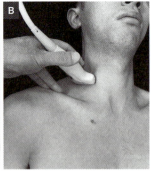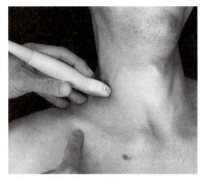

図5 鎖骨をランドマークにする
A：鎖骨に頭側からプローブを軽く押しつけて鎖骨をレールのようにして，プローブが鎖骨から離れないように左右に動かす。
B：鎖骨の上端に薬指と小指を添え，この2本は鎖骨から離さない。

図6 もう片方の手を使う
先に鎖骨上で腕神経叢を同定しておいて，その部分にもう片方の指を置く。この指をランドマークにして指の位置を確認しながらプローブを走査する。

体のフォルムと体位

体のフォルムと体位も自分の体と他人の体とでは違います。

体のフォルム

まず体のフォルムについて。わたしたちはこれまで主に前腕でプローブ走査を勉強してきました。前腕は円筒形に近い形をしていて，しかも多くの構造物が前腕に沿ってまっすぐに走ってくれているので，初学者にとってプローブ走査を学ぶうえで最適な場所なのです。このような場所であれば，他人の体にプローブを当てる時も比較的簡単に構造物を同定できます。プローブもずれにくいですしね。ところがわたしたちの体にはさまざまな**曲線や凹凸**があり，そのような場所ではプローブの走査はとたんに難しくなります。例えば**図7**は僕の頸部を正面から写したところですが，頸部から肩にかけて大きな曲線を描いています。斜線部は後頸三角（腕神経叢のpathway）を表していますが，上方には顎，下方には鎖骨，外側には上腕骨頭といった出っ張りがあり，これらはプローブ走査の制限因子になります。また，体型は人によって大きく変わります。例えば，頸部であれば，首が太くて短い人は，首が細くて長い人に比べてプローブの走査も構造物の同定も，はるかに難しくなります。プローブを当てる前にじっくりと患者さんの体を眺めて，自分がこれからどんなフォルムの場所にプローブを当てるのか，そして患者さんはどんな体型をしているか確認する癖をつけるようにしましょう。そして，このような場所でスムーズにプローブを動かす時に体位が重要になります。

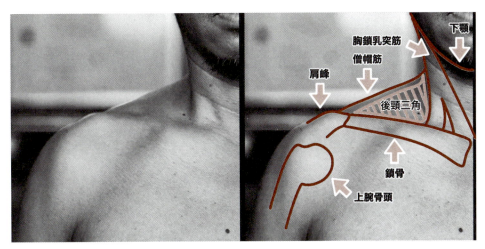

図7 頸部に干渉する構造
周囲のさまざまな構造物が，後頸三角（斜線部）への自由なプローブ走査を阻害する。

体位

わたしたちはこれまで腕神経叢の描出についても学びましたが，自分の体で腕神経叢を同定する時は座位で行っていました。実はこの座位という体位は，腕神経叢をはじめとした頸部前面から側面にかけての構造物を同定するのに**最適な体位**なのです。なぜなら，上腕骨頭が求心位を保ちながら重力で下垂するために，鎖骨遠位端が下垂し，頸部の面積が広がるため，プローブを走査できるスペースが広がるからです。また，面積が広がることで頸部の皮膚と構造物に適度な張力が加わるので，さらに構造物の同定は容易になります。しかし，臨床では多くの場合，患者さんは仰臥位や側臥位になっています。座位から仰臥位になるだけで，上腕骨頭の位置が骨頭半分ほど上がります。そのせいで鎖骨の遠位端が上方に移動し，前頸部から側頸部の面積はだいぶ狭くなります（図8）。図9を見ても，仰臥位のほうが頸部が窮屈そうなのは明らかです。さらにここから側臥位になると，上腕骨頭はさらに前方に落ち込み，こうなるともうプローブの走査は**絶望的**です。仰臥位や側臥位の時には，術者が上腕骨頭の位置をコントロールしなければなりません。肩を下や後ろに引いて走査スペースを広く取るようにしましょう（**動画2**）。最初はちゃんと体位がとれていても，時間とともに体位は少しずつ変わっていきます。そのせいで最初は構造物が良く見えていたのに，途中からどんどん描出が悪くなって，結局，治

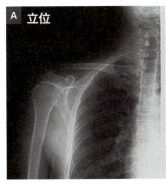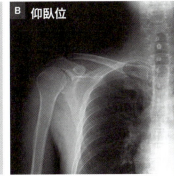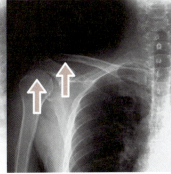

図8 頸部のX線画像
仰臥位（B）は，上腕骨頭および鎖骨遠位部が立位（A）に比べ上方に偏位している。

患者さんにプローブを当てる

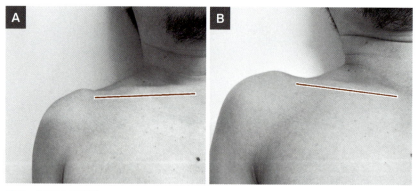

図9 頸部の正面像
A：立位，B：仰臥位。図中の線は鎖骨の向きを表す

動画2　体位が変わると視野も変わる　頸部観察時のお作法

療できなくなった，なんてことは応々にしてあります。都度都度体位をチェックする癖をつけましょう。

構造物の緊張

最後に，構造物の緊張について述べたいと思います。適切な体位に含まれる部分でもありますが，重要ですので独立した項目としてピックアップします。

　エコーで構造物を同定する時は，適度に構造物が緊張していたほうがきれいに構造物を同定できます。特に神経のような細い構造物は，神経そのものだけではなく，その周囲の構造物も**ほどよく緊張している**ことがとても重要です。早速例をお示しします。**図10**は四辺形間隙 quadrilateral space（QLS）の短軸像になりますが，どちらがきれいだと思いますか？　これははっきり，**図10B**だとわかりますね。**図10A**はQLS自体も，周囲の筋肉もぼんやりとしていますよね。

　図10Aはどんな体位でプローブを当てたかというと，**図11A**のような体位です。普通に腹臥位だからいいように見えますが，実はこれが問題なのです。この状態だと，上腕骨頭がベッドに押されて天井のほう（体でいうと背側）に転位します。そうすると，QLSの同定に重要な周囲の筋肉（棘下筋や小円筋や上腕三頭筋長頭や三角筋肩甲棘部）がぜーんぶ緩んでしまうので，QLSはきれいに見えません。当然皮膚も弛緩してしまって，プローブ自体がともすれば腋窩に埋もれていくような，そんな不安定な条件になります。そこで，胸の下に枕を入れます（**図11B**）。こうすることで上腕骨頭が**重力**で床のほうに下垂していきます。当然，背面の筋肉にも張力がかかります。だから**図10B**のような美しい画像になるのです（**動画3**）。

　これは体のどこでもあてはまることです。腋窩の構造物の観察なら，側臥位で上肢を挙上すると，腋窩を通るほぼすべての構造物がまっすぐに伸びてきれいに描出されますし，腰方形筋周囲に注射をするなら側臥位よりも腹臥位のほうが圧倒的にきれいに腰方形筋を同定できます。

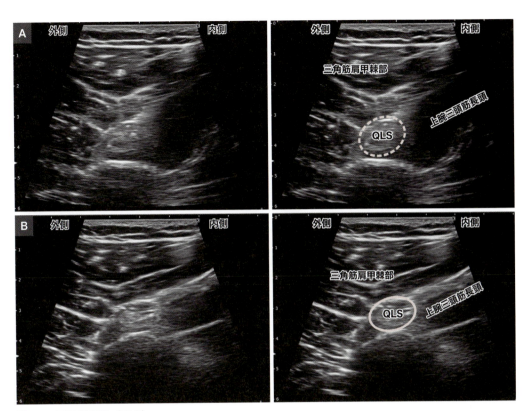

図 10　四辺形間隙（QLS）

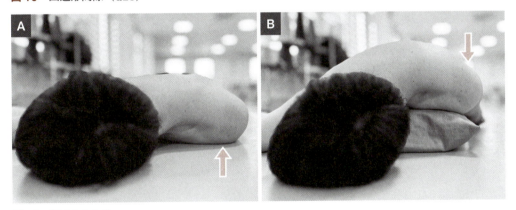

図 11　図 10 の体位
A：上腕骨頭がベッドによって天井のほうに押されている。
B：上腕骨頭は重力によって床のほうに押される。

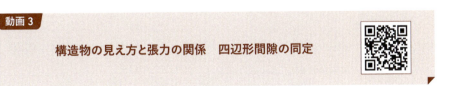

動画 3　構造物の見え方と張力の関係　四辺形間隙の同定

観察する各所の形状を研究し，構造物に適度な緊張を与える最適な体位を探す。これだけで驚くほどきれいな画像を得ることができます。

患者さんにプローブを当てる

今日お話ししたことは，知ってしまえば，ほんの些細な気づきと，それに対するちょっとした工夫にすぎません。でも，そのわずかなことを見逃しているために，臨床の場で自滅してしまう先生はとても多いと感じています。よく観察し，ちょっとした一手間を加える。その姿勢をいつも忘れないでください。

Day 14 は穿刺について語ります。エコーガイド下の穿刺は現在，さまざまな診療科や職種で行われています。上手に構造物を同定できたら，上手に構造物に対して穿刺したいですよね♪　現時点で僕が持っているすべてのセオリーとノウハウをお届けしたいと思います！

＼ 今日のおさらい ／

1. 他人の体にプローブを当てる時はプローブがずれやすい。手元を見ることや解剖学的なランドマーク，両手の位置関係を上手に利用する
2. 各部位の観察や治療に最適な体位を理解し，術者がその体位を作り，そして途中でその体位が崩れていないか確認する
3. 構造物に適度な緊張を与えると構造物がきれいに見える。そのための一手間を絶対に惜しまない

動画

Day13　再生リスト
動画1〜3を連続して視聴できます
https://vimeo.com/showcase/11606219?share=copy

Day 14

穿刺のお作法

- 針先を確実に描出する方法
- 針の選択
- 穿刺のお作法

「がっくんといっしょ　エコー解剖のひろば」もいよいよ最終日です。今日は穿刺および注射をするときの針の扱いについて学びます。穿刺の際にも，構造物の同定の時と同様，知っておかなければならない「お作法」があります。エコーガイドは画面上に針先や構造物が映っているから安心だと思いがちですが，決してそんなことはありません。確実に，そして何よりも安全に手技を行うためにも，ぜひ一つ一つのお作法を身につけていきましょう。

平行法と交差法

まずは基本的な二つの穿刺方法をおさらいしましょう。穿刺の方法には，超音波のビームの面と平行に針を刺し画面に針全体が映るようにする方法（＝平行法）と，プローブの長いほうの幅の真ん中から視軸に沿って針を刺す方法（＝交差法）があります（**図1，2**）。どちらを選択するかは，場所や目的によって変わってきます。それぞれの長所と短所，適している穿刺部位を**表**にまとめました。

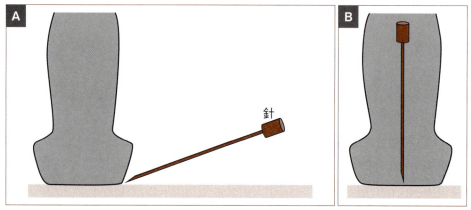

図1　平行法（A）と交差法（B）

	長所	短所	適している穿刺部位
平行法	針が画面にずっと映っている	pathway が長い	浅い場所 腱鞘
交差法	pathway が短い	針は点でしか映らない	深い場所 血管穿刺

表

平行法と交差法の選択に絶対的な基準はなく，実際の臨床では，個人の好みによって使い分けていることが多いです。例えば職種でいうと，整形外科医師は交差法を多用し，麻酔科・ペインクリニック医師は平行法を多用する傾向にあります。

針先を確実に描出する方法

運針で最も大事なことは，針先をエコー画面に描出することです。そういう意味では，針全体が画面に映る平行法のほうが有利と思いがちですが，必ずしもそうではありません。平行法といえども，プローブの軸と針の進む向きがずれたら，針先は画面に映りません。怖いのは，そういう時でも，針先がちゃんと画面に映っているかのように**見えてしまう**ことです。針が画面に１本の線として映っているゆえに，そのはじっこが針先だと**思い込んでしまう**……一番怖いパターンです。**図2A**のように針先までちゃんと針が二重に映っていて，アーチファクトを引いていれば，その先端が針先だと胸を張って言えますが，たとえ針先がちゃんと描出されていても，こんなふうにきれいに針が見えることはまれです。針先がちゃんと画面に映っているかどうかわからないまま，針を進めることほど怖いことはありません。そこで今日は４つ，針先を確認する方法をご紹介します。

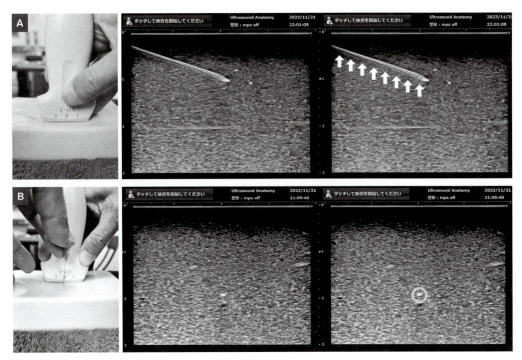

図2 平行法(A)と交差法(B)のエコー画面

1 針の長さを知る

意外と気にしていない人が多いのですが，針の長さを知ることは**何よりも重要**です。「その針，何ミリ？」と聞かれて即答できない人には，他人の体に針を刺して欲しくありません。なぜなら，体の中に入っている針の長さは，全長から体表に出ている針の長さを引くことでしか知ることができないからです。今，刺している針の全長を知らなければ，針が何cm進んだか，知る術などないのです。図3は6cmのカテラン針を平行法で穿刺モデルに穿刺した時のエコー画面ですが，これを見てぎょっとしませんか？

手元を見ると針は1cmくらいしか皮膚の外に残っていません。6−1＝5で，5cmは針が進んでいることになります。しかしエコー画面に映っている針の長さはたかだか1cmです。残り4cmはどこに行ったのでしょう？

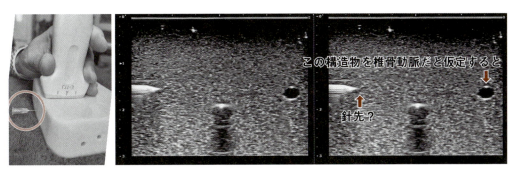

図3 6cmのカテラン針を5cm進めたが…

穿刺のお作法

ここで軽くプローブをスライドすると図4のようになります。もし図4の針先の近くで貫かれている丸い構造物が**椎骨動脈**だったらどうしましょう？ 取り返しがつきません。針の全長さえ知っていれば，図3のような状態になった時に針先が画面に映っていないことは容易に想像できますし，そもそもちゃんと手元を確認しながら針を進めれば，図3の深さまで針を進めることなどないでしょう。このように，針の全長を知ることは，合併症を防ぐうえで大変重要なことですので，針を袋から取り出す前に，必ず表示を見て針の長さを確かめるようにしてください（図5）。

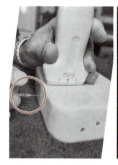
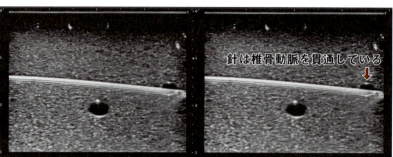

図4　本当の針先は…

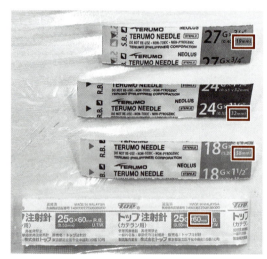

図5　針の長さの確認方法
針の長さの表示はなぜかとても小さい。

2 【最重要項目】穿刺直後に手元から目を離さない

エコーガイドで穿刺をする時，針を皮膚に刺す瞬間は誰もが手元を見ているはずです。問題はその後，針が皮膚を貫いた後，どこを見ていますか？ 多くの方が，針が皮膚を貫いた直後にエコー画面に目を移すと思いますが，これ，**絶対にやめてください**。なぜなら，穿刺をした直後に視線を画面に移動させると，その瞬間に針の進む向きが変わってしまうからです。**動画1**をご覧ください。

> **動画1**
> 繋がる軀体（からだ）　首の向きと指の位置
>

動画1で首の向きを変えるだけで，僕の人差し指の位置が変わってしまいました．これは，わざとやっているわけではありません．指先の動きは首の動きや目の動きに連動します．そしていともたやすく，指先の位置は変わってしまうのです．針を皮膚に刺してすぐに目線を動かすと，針先はあらぬ方向に向きを変えます．これを防ぐためには，穿刺してから一定の長さまで手元を見たまま針を進めることが重要です．針は進むにつれて周囲の組織からの圧力を受けますので，ある程度進めると針自体が**固定**されます．その状態になれば，多少指先が動いても，針の進む向きが大きく変わることはありませんし，エコー画面で針先を見失うこともなくなるはずです．

　でも，画面を見ないで針を進めると，どこまで針が進んだのかわからないじゃないか？　そう思った方はいませんか．ある程度針を進めて初めて画面に目を移した時に，針先が図4の位置にあったら怖いですもんね．だからこそ，「1　針の長さを知る」ことが大事になってくるのです．実際の穿刺の前に，目的とする構造物と周囲の危険な構造物までの距離をエコー画面で確認しておいて，針の長さを確認し，それらに届かない安全なところまでは手元から目を離さずに針を進めて，そして画面で確かに針が自分のイメージどおりの位置まで進んでいるか確認するようにするのです（動画2）．

動画2　超重要！　画面を見ずに針を進める

3　針先を細かく動かす

針先がエコー画面でよく見えない時に，針先を細かく動かすことで，針先のおおよその位置を確認することができます．べつに針を動かしたからといって針先が見えるようにはならないのですが，体内にある針は**組織からの圧力**を受けているので，針を動かすことによって針先の周囲の組織が動き，そのことによって針先のおおよその位置を確認することができるのです（動画3）．注意しなければならないのは，刺してはいけない構造物のすぐそばに針先がある場合．そんなところで針先ツンツンしたら，何回もその構造物を刺しちゃいます．針先が危険な構造物の周囲にない，そう確信するためにも「1　針の長さを知る」ことが大事になってくるわけです．

動画3　画面の揺らぎに注目する　針先を細かく動かす

4　試験投与

もう一つ，見えない針先を確認する方法として，ちょっとだけお薬を入れてみる，という方法があります．特にリニアプローブを使用している場合，わずかな薬液の投与でも画面には大き

く映ります．僕が使っているエコーの画面では，深度を4 cmに設定すると1 cmが4 cmの長さに拡大されて表示されます（図6）．ですので，投与された薬液も実際の4倍の大きさに見えるのです．0.1 mL（cc）ほどの薬液の投与でも薬液の広がりがちゃんと画面に映るので，針先がどこにあるのか確認することができます（動画4）．さらに，薬液が入ることによって針先の視認性が向上しますので，見えなかった針先が見えるようになることもありますよ♪

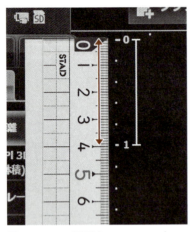

図6　エコー画面上での1 cm（コニカミノルタ HS-1 L11-3 使用時）
深度4 cmに設定した画面上では，構造物の深さ1 cmはおよそ4 cmである．

動画4　自信がなければ生食で薬液を少量投与する

針の選択

わたしたちが臨床で使う針にはたくさんの種類と長さがあります．一般的な注射針（図7）だけでもこんなにたくさん！　鍼灸で使う針まで含めたら，そのバリエーションは無限ですので，ここでは，医師が使う針の特徴についてお話しします．

　針の選択において何よりも重要なのは使う人との「相性」です．その針がどれほど優れているかではなく，自分が使いやすいと感じる針を選択するべきだと僕は考えています．例えば僕は，末梢神経ブロックの時に専用の針（鈍針）を使わないことがあります．聞く人が聞けば，とんでもない！　と思うかもしれません．しかし，少なくともエコーガイド下末梢神経ブロックに限っては，そのほうが僕は失敗の確率が低いのです．もちろん，一般的には専用の針のほうが安全性は高いので，その使用が推奨されることに異論はありません．一方で，わたしたちは一人一人に固有の癖があり，得手不得手も異なります．何よりわたしたちは**プロフェッショナルとして**，安全性に配慮しつつ，さまざまな道具を試して自分に一番合ったものを使うべきだと僕は考えています．

鈍針のススメ

麻酔科領域には末梢神経ブロックに特化した針があります．この針の一番の特徴は，針先が「鈍」だということです．なぜ針をわざわざ切れにくくするのか．それは神経を穿刺しにくくするためです．鋭針は扱いを間違うと，paraneural sheath（神経周囲のコンパートメントの外周を取り囲む膜）を貫く時に，簡単に神経線維そのものを刺してしまいます．その点で鈍針は，多

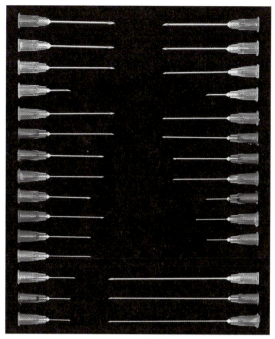

図7 一般的な注射針「フローマックス®」
（写真提供：ニプロ社）

少深く刺してしまっても針が神経線維を押し込んでくれるので，間違って神経線維を損傷してしまうことが少なくなります。ランドマーク法で末梢神経ブロックをやっていた時代にはこの針の使用は必須でした。paraneural sheath を貫く時，手元でプツッという感覚があるので，あ，今 paraneural sheath に入ったな，ということがわかるのです。

　さらに，鈍針には，神経刺激装置を接続できる針や，針全体に細かい溝が掘ってあって，めちゃくちゃエコー画面に映りやすい針もあります。また，これら神経ブロックに特化した針はこしが非常に強いので，針の向きを変えるのが非常に簡単です。エクステンションチューブを使う（後述）ことが前提になりますが，エコーガイド下注射を始めたばかりの方には，**診療科を問わず**非常におすすめの針です。

太さとしなりにくさ

ここからは鋭針についてです。まずは「こし」について。こしが強ければ強いほど，針の扱いは簡単になります。針を進める時に針がしなってしまい，針先がエコー画面から消えてしまうことも少なくなります。メーカーによって異なりますが，基本的に，針は太ければ太いほどこしが強く，しなりにくいといえます。図8 は一般的な 23 G のカテラン針と 25 G のカテラン針を穿刺モデルに刺したところです。25 G のカテラン針のほうは深層に向けてしなっているのがわかりますね。なので，初学者には 25 G よりも 23 G を薦めますし，22 G なら**ほぼ無敵**です。

　太いほうが誤穿刺の確率が上がると思うかもしれませんが，神経のようなある程度の硬さがある構造物の場合は逆に，細い針のほうが危ないと僕は考えています。太い針は，細い針に比べて，組織を押し分けながら進むので，ある程度の硬さのある構造物は，刺さる前に奥に押されたり，脇に逃げてくれたりすることが多いという印象があります。ただし！　血管の場合はそうはいかないので，ゆめゆめ注意を怠りませぬよう。あ，あと，太い針を使う時は局麻して

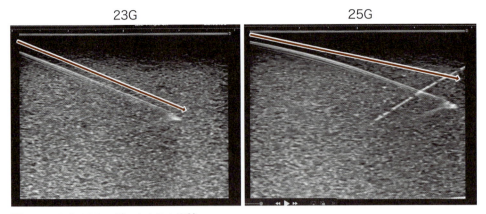

図8　23Gと25Gの針のしなりの比較
23G（左）の針はまっすぐ進んでいるが，25G（右）の針は途中から深層に曲がっていく。

あげてね♪

画面への映りやすさ

なんとなく，太い針のほうが画面にしっかり映りそうですが，映りやすさと針の太さは無関係です。針の種類やメーカーによって違うばかりでなく，同じメーカーの同じ種類の針でも，細い針のほうが映りやすいこともあります。もっと言えば，エコー装置の機種によって，映りやすさが逆転することもあります。これっばかりは，普段自分が使う装置で，実際に穿刺をやってみるしかありません。意外な針が，あなたのベストパートナーになるかもしれませんよ。僕的には，27G 38mm **「げきつよ」** です♪

穿刺のお作法

穿刺の角度とプローブからの距離

直角三角形の三辺の長さの比についておさらいしましょう。交差法で血管を穿刺する時のテクニックです。**図9**では，皮膚から1cmの深さにある血管を穿刺しようとしています。45°の角度で穿刺する時は，プローブの真ん中から何センチ離れたところから，何センチ針を進めたら，針先は正しく血管内に描出されるでしょうか？　45°の直角三角形の三辺の比は，$1:1:\sqrt{2}$ でしたね。だから，プローブの中心から1cm離れた場所から，約1.4cm針を進めれば，針先は血管に到達するということになります。では，この血管に30°の角度で針を刺す時はどうでしょうか？　答えは**動画5**の中で。

動画5	
$1:2:\sqrt{3}$　直角三角形の三辺の比	

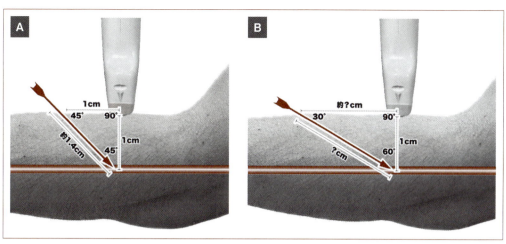

図9 三辺の長さの比を使った血管穿刺 45°（A）と30°（B）

エクステンションチューブを使おう

　僕たち麻酔科医はエコーガイド下注射を学ぶ時に，手術麻酔時の末梢神経ブロックから入ることが多いです．ですので，エクステンションチューブ（**図10**）を使うことに慣れています．ところが，ほとんどの整形外科医は，針を直接シリンジにつなげて注射をします（以降，ダイレクト法と呼びます）．関節注射やトリガーポイント注射など，命に関わる合併症が起こらない場所ならこれでいいかもしれませんが，例えば頸部のように，危険な構造物がたくさんある場所では，もう**絶対に**エクステンションチューブを使って欲しいです（以下，ET法と呼びます）．それはなぜか．

　まず，指先から針先までの距離が全然違います．ET法（**図11A**）では，指先と針先の距離は純粋に針の長さです．一方，ダイレクト法（**図11B**）では，指先と針先の距離はET法のほぼ倍です．ET法では薬指や小指を支点にすることができますが，ダイレクト法ではシリンジを持つ手は宙に浮いたまま．これで針先を安定させて進めることは極めて困難でしょう．さらにダイレクト法で注射をする時は，シリンジの押し子を親指や母指球で押し込むので，この時に**必ず針先は動きます**．薬液を注入する時，目線はエコー画面を向いているので，針が少し進んでしまっても気がつかないことがあります．ET法なら，ほかの指を支点にしているので針先は動きませんし，ある程度の深さまで針が進んでいれば，針を持つ手を離しても針が動くことはありません（**図12**）．また，もしも神経のような硬い構造物に針先がちょっとだけ入っ

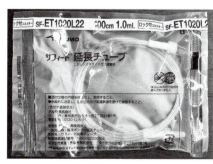 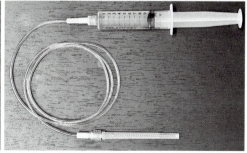

図10 エクステンションチューブ

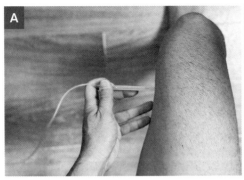 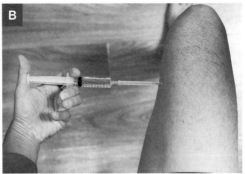

図11 穿刺時のET法（A）とダイレクト法（B）の比較

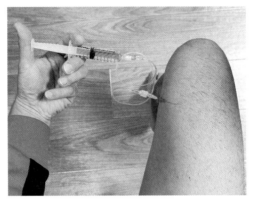

図12 ET法では，針から手を離して薬液を注射ができる

てしまっていても，針から手を離して注射をすれば，薬液の注入圧で神経から針が抜けてくれることだってあるのです。

　僕はこれまでも整形外科の医師にエクステンションチューブを使ったほうが安全性は格段に上がると**口を酸っぱくして**訴え続けてきましたが，導入してくれた整形外科の医師はほとんどいないと思います。今までの慣れた方法を変えるのが面倒くさかったり，チューブをつける手間が煩わしいせいか，なかなかET法に切り替えてもらえません。これからエコーガイド下注射を始める方は，ぜひ最初からエクステンションチューブを使うことに慣れて欲しいです。ほんのわずかに針先が進むことを重篤な合併症はいつも口を開けて待っています。椎骨動脈に局所麻酔薬を誤投与すれば患者は**呼吸停止**しますし，刺すだけでも遅発性血腫となりその日の夜自宅で**窒息死**してしまいます。そしてこのような取り返しのつかない災難はいつも，最も予期せぬタイミングで起こるのが世の習いなのです。

穿刺のお作法については，ほかにもたくさんのtipsがありますが，今日は最も基本的で重要なことについてお伝えしました。最後に一番大事なセオリーをみなさんにお伝えします。それは，**「そもそも針先が画面に映っていると思ってはいけない」**ということです。どんなにみなさんの腕が上がっても，針先は時に，いとも簡単にわたしたちの信頼を裏切ります。今日はお話ししませんでしたが，重要な血管には考えられないようなバリエーションがあります。いつも疑ってかかってください。少しでも不安があったら引き返してください。がっくんからのたってのお願いです。

\ 今日のおさらい /

1 針の長さを知り，手元を見ながら針を進めること。平行法できれいに針先を描出するための，絶対的重要事項
2 針の特性を正しく理解し，自分に合った針を選択して使う
3 エクステンションチューブはあなたを致命的な合併症との遭遇から守ってくれます。面倒くさがらずに使ってください

動画
Day14　再生リスト
動画 1 〜 5 を連続して視聴できます
https://vimeo.com/showcase/11613894?share=copy

おわりに　幸せについて

ここまで本書を読み進めてくださったみなさんは，僕が YouTube でエコー解剖の動画をいっぱいアップロードしていることに気づかれたと思います。先ほど調べてみたところ，これまでに 500 本を超える動画を投稿していて，二つのチャンネルを合わせた延べ再生時間は 5 万時間を超えていました。一番古い動画の日付は 2017 年 4 月，なんともう 8 年近くこの活動を続けていることになります。

　動画を作り続ける中で，僕はあることに気づきました。それは，この複雑な現代社会を生きるわたしたちの「幸せ」についてです。この 80 年間でわたしたちの生活はテクノロジーの著しい進歩によって大きく変わりました。今ではスマホ 1 台あれば，世界中の人と瞬時につながることができ，好きな映画は自分の好きな時にいつでも見ることができます。しかし，これらの技術がわたしたちをより幸せにしたかと言えば，必ずしもそうではないようです。生きづらさを抱えた人や，会社や学校になじめない人が多いのも，また今の時代の特徴のような気がします。

　一見とても恵まれているように思えてその実どこか満たされていない。そんな今を生きるわたしたちの幸せについて，がっくんといっしょに考えていきましょう。

このコラムは，Day 12（2023 年 11 月号）から Day 14（2024 年 1 月号）にかけて LiSA に掲載したコラムを再編集したものです。

「しあわせですか　しあわせですか　あなた今」

これは，1982 年に上映された，沖縄戦のひめゆり部隊を描いた映画のために，さだまさしが書いた歌の一節です。当時の人たちが必死につないだ生命の枝の先に，わたしたちの生命があります。あれから長い時を重ねて，わたしたちはあの頃の人たちが必死に願った幸せを手にしました。それは**平和と豊かさ**です。今の日本では，爆弾で殺されることもなければ，餓死することもありません。しかし，この恵まれた社会の中でなお，わたしたちは「幸せになりたい」ともがき苦しんでいます。幸せとは，どんなに追いかけても追いつけない蜃気楼のようです。

幸せについて。

みなさんはどんな時に，幸せを感じますか？

例えば，ずっと行きたかった場所を訪れた時。
日曜日，お昼近くまでベッドの中でゴロゴロした時。
友達と一緒に釣りをしに行った時。
誰にも邪魔されず一日中読書に没頭した時。
ずっと欲しかった入手困難なアイテムをゲットした時。

美味しいスイーツを食べた時なんかも，幸せを感じますよね。

僕なら，美味しいシチューを作れた時，とか，いいエコー解剖動画ができた時，でしょうか。

これらは僕たちが幸せを実感する一場面にすぎませんが，こうして並べてみると，一つの共通点があるような気がします。それは，生きていくために「しなくてはならない」こと以外をしている時。たとえそれが一人でも，誰かと一緒だとしても，仕事や家事や受験勉強といった，絶対にやらなくてはならないこと以外をしている時に，わたしたちは「幸せだなあ」と感じるみたいです。乱暴に言い換えるなら，それは**無駄な時間**です。そしてその無駄な時間に，自分の好きな人と，時には一人で，自分の好きなことをする。それを幸せと感じるのは，今も昔もそれほど変わらないと思います。

一方で，昔と今とで，変わったこともあります。それは，**「待ち時間」**です。インターネットとスマートフォンの普及は，わたしたちの「待ち時間」を大幅に減らしました。もし「幸せ」を「効率的にやりたいことができること」と捉えるならば，それは素晴らしい進化です。テレビの前にかじりついて好きなドラマの放送を待たなくても，動画配信サービスを使えば自分の好きな時間に視聴することができるし，自分が話したい人とはいつでも SNS でつながることができます。でも，実はこの「待ち時間」こそが，わたしたちにとっての幸せだったんじゃないかと，最近思うようになりました。例えば恋愛。僕の若い頃は，たくさんの待ち時間があったような気がします。好きな人に書いた手紙の返事を待っている時間。待ち合わせをして相手が来るまでの時間。今夜電話するよと言われて，そわそわしながら家電（いえでん）の前に立ち続ける時間。もちろんそれはただ単に楽しいだけの時間ではなくて，胸の高鳴りや不安にさいなまれる時間でもあるわけですが，その待ち時間があるからこそ，好きな人が現れたり，手紙や電話がきた時の喜びはひとしおでした。

　ほかにも，映画の封切りを待ったり，好きなアーティストの CD の発売日に CD ショップに自転車を飛ばしたり，コンサートのチケットを買うために徹夜で並んだり。どれも今は要らなくなってしまった時間ばかりですが，この待ち時間こそ，わたしたちが「幸せ」を強く感じるためにとても大事だったんじゃないかと思うのです。

この貴重な待ち時間を奪ったのは，わたしたちが毎日享受している**テクノロジー**です。世の中，本当に便利になりましたよね。新しいカメラが欲しければ，ネットで発売日を調べて，YouTube の先行レビューで機能をチェックして，Amazon でポチ。それだけで欲しかったカメラが発売日に届くのです。都会なら，夕食の材料は，スーパーに行かなくてもネットで頼めば夕方には玄関に届きます。テレビなんてなくてもドラマのアーカイブは NETFLIX でいつでも見られるし，VR ゴーグルをかければ，3D 空間で海外旅行の疑似体験だってできちゃいます。確かにわたしたちの生活は，テクノロジーのおかげでずいぶん効率的になりました。でも，そうして得られるのは，決して「幸せ」ではなく，単なる**「快適さ」**にすぎません。わたしたちの幸せは，スマホの画面の向こうには転がっていないのです。毎晩遅くまで勉強して掴み取った合格通知や，パパが作ったカレーを頬張る君の笑顔は，不確実な未来に向かって重ねた努力や願いがあってこそ，手に入れることができるものです。種を蒔き，若葉に水をやり，実る時を待つ。じっくりと時間をかけて育ててこそ，幸せを味わうことができるのです。

■ 幸せについて

147

とはいえ，わたしたちは今更 Google も iPhone も Instagram も Amazon もない世界に戻ることはできません。後戻りするには，わたしたちはもう，**GAFA** の恩恵を享受しすぎています。テクノロジーが提供する便利さを受け入れながらも，それに流されず，自らの意志で自分の時間をコントロールする。とても難しい，と，僕は思います。一方で，GAFA は，思いがけないプレゼントを，わたしたちに届けてくれました。それは，今までにはなかった，新しい幸せのカタチです。

若い頃，大好きなあなたのことを想いながら言葉を綴ったラブレター。ママの喜ぶ顔が見たくて，君がクレヨンで描いたママの似顔絵。わたしたちは生まれながらにして，誰かを幸せにするための創造力を持ち合わせています。その創造力を形にする道具とたくさんの人に広める場を，GAFA は準備してくれました。例えば僕もやっている **YouTube**。今ではすっかり娯楽や教育の場として定着しましたが，動画を配信するのに，専門的な知識も，高価な機材も必要ありません。iPhone で撮った動画を YouTube で流すだけです。自分が作った動画を Instagram で宣伝したり，Amazon の動画サイトで販売したりすることもできます。

今，僕と僕の**仲間たち**は，それぞれの分野で医療教育のための番組を作り続けています。お互いに申し合わせたわけではないのだけれど，一人一人がホストとなり，臨床や研究の第一人者をお招きして，さまざまな医療教育にまつわる講演会を開催しています。これって，すごいことなんですよ。ちょっと前なら，市井の開業医や勤務医がこのような講演会を主催することは想像もできないことでした。発信のためのシステムや，宣伝する力をもっているのは，テレビ局や出版社，学術団体などの大きな組織だけでしたし，そこで発信を許されるのは，一部の**オーソリティ**と呼ばれる先生方だけでした。僕たちは，昔は自分たちの周りにしか届かなかった僕たちの声を，日本中に届けることができるようになったのです。それが有益な情報なら，たくさんの人に広がって，その結果，わたしたちの住む社会が今より少し豊かなものになります。そして僕たちのもとには，たくさんの感謝の声が届けられます。これほど幸福なことはないと思いませんか？

幸せについて。

少し前まで，どのくらい素晴らしい**消費（＝ to consume）**をするかが幸せの一つのものさしになっていました。ハワイでいいホテルに泊まったとか，コンサートを最前列で聴いたとか，ミシュランに掲載された寿司屋に行った，とか。でも，「幸せのカタチ」は消費だけではありません。**創造すること（＝ to create）**もまた，幸せのカタチの一つです。しかもそれは，あなたが作ったものを受けとる人々を幸せにするだけではなく，今度はその人たちがそのバトンを受け取って新しい何かを作ることでもっと多くの人を幸せにしていくのです。

お金を使うことではなく，価値を作りだすことで，わたしたちは自分だけではなく，ほかの誰かも幸せにすることができます。ほんの小さなあなたのアイディアを配信するだけで，誰かを笑顔にできるかもしれません。そしてそれは，地球の裏側で助けを求めている子どもたちかもしれないのです。そんな世の中が来るって，誰が想像したでしょうか？　神様はちゃんと，良いことと悪いことをセットでわたしたちに届けてくれるのです。失ったものを惜しむのではな

く，今，わたしたちが幸せになるためにできることに，僕たちと一緒にチャレンジしませんか？

YouTuberになろう！

https://www.youtube.com/watch?v=FYxvaai73LI

わちゃわちゃ系の仲間たちとともに

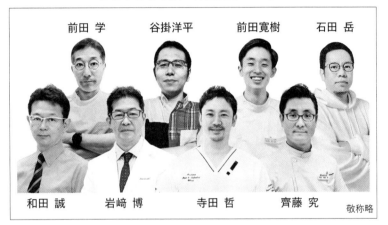

Special Thanks to　わちゃわちゃ系の仲間たち

索　引

欧　文

abc

AbPL……066
Apple Silicon……068
Bull's eye……054
C5 頸神経……052
C6 頸神経……052
C7 後結節……053
EI……066
EPB……066
EPL……066
Fascia Hydro-Release……106
FIRE……126
GAFA……147
GE ヘルスケア……012
MRI……076
NETFLIX……147
paraneural sheath……140
QLS……132
quadrilateral space……132
SONIMAGE UX1……008
SONOSITE PX……010
Venue Fit……012
VR ゴーグル……147
YouTube……146
YouTuber……126
YouTube 動画……004

123

2 cm……046
2 横指遠位……023, 033, 080
2 点間……080
3 本の指……018
4 cm……046
5 つだけ……006
6 cm……047
9 つの伸筋腱……083

和　文

あ

アーチファクト……136
相性……140
アイディア……148
明るさ……007
顎……130

足首……087
遊び……002
圧力……123, 139
後片付け……007
アニメ……030
家電（いえでん）……147
医学的知識……105
位置関係……128
動かす……027, 139
腕……027
鋭針……141
笑顔……147
腋窩……132
エクササイズ……030
エクステンションチューブ……141, 143
エコーガイド下触診……122
エコー装置……006
円回内筋……033, 049, 058, 062
円回内筋尺骨頭……039, 040, 046, 058, 081, 091, 120
円回内筋上腕頭……016, 023, 031, 038, 039, 046, 051, 058, 063, 065, 081, 091, 094
鉛筆……018
凹凸……130
お作法……096, 142
押し子……143
鬼速（おにはや）……070, 075
親指……085, 089, 100
親指ぐるぐる……063, 100

か

回外……014
回外筋……051
外頸動脈……016
解像度……056
外側広筋……022
外側上顆……096
回内……102
回内筋粗面……032
解剖学的ランドマーク……129
過回内……027
拡大図……074
過信……098
風の谷のナウシカ……030
画像モダリティー……030

下腿……071
傾ける……119
滑車……094
合併症……096, 098, 138, 144
カテラン針……137
壁……128
画面……114, 128, 136, 142
カラードプラー……007, 040, 050, 094
カラードプラーモード……036
カラオケ……004
感覚……116
関係性……058
感性……105, 106
簡単……034
起始腱……070
起始部……062
キス……044
起伏……128
逆算……109
逆説的……073
教育……088
教育者……088
境界……100, 102
仰臥位……131
胸鎖乳突筋……104
共同腱……074
今日のおさらい……020, 028, 035, 043, 055, 067, 075, 087, 097, 105, 116, 125, 134, 145
棘下筋……132
曲線……130
距離……143
距離分解能……056
筋腱移行部……073
筋線維……108
緊張……123, 132
均等……014
筋内筋膜……073
筋内腱……070, 072, 076, 080, 103
筋肉……016
筋肉ファースト……034
筋皮神経……102
筋腹……025, 033, 063, 071, 096
筋膜……061
くさび……025, 041, 048, 096
屈筋群……022, 092

痙縮……076
頸神経……077, 122
頸部……052
ゲイン……007
ケーブル……018
血管……016, 036, 050
血腫……054
血流……036
研究……088
検査……006
顕在意識……058
現代社会……146
講演会……148
後頸三角……130
後骨間神経……113, 116
交差法……121, 136, 142
講師……044
構造物同士の関係性……027, 034,
　　039, 047, 059, 062, 065
構造物同定クイズ……048
呼吸停止……144
呼吸補助筋……105
極意……030
こし……141
誤穿刺……141
骨……016
骨格筋……071, 096, 123
骨輪郭……047, 084, 091, 092
言葉……002, 078
コニカミノルタ……008
コンパートメント……076, 077
コンパス……113
コンプレッション走査……123
コンベックスプローブ……056

さ

座位……131
最重要項目……138
鎖骨……129, 130
鎖骨遠位端……131
坐骨神経……119
三角筋肩甲棘部……132
幸せについて……146
視覚……091
軸圧……123
ジグソーパズル……059
事件……074
試験投与……139
示指伸筋……066, 094
示指伸筋腱……086

支点……017, 113, 143
しなり……141
四辺形間隙……132
視野……046, 066, 120
斜角筋……104
斜角筋間……077
斜角筋間腕神経叢ブロック……098
尺骨……023, 026, 047, 049, 091, 102
尺骨静脈……036
尺骨神経……042, 048, 094
尺骨動脈……015, 036, 039, 050,
　　058, 060, 065
尺側手根屈筋……023, 042, 049, 050,
　　063, 094
尺側手根伸筋……026
尺側手根伸筋腱……086
周囲……139
手根管……082
準備……020
鞘……083
小円筋……132
小指伸筋……026
小指伸筋腱……086
上神経幹ブロック……077
上達……028, 043
上腕筋……102
上腕骨頭……130, 131, 132
上腕三頭筋長頭……132
上腕動脈……015, 039, 094
上腕二頭筋……102
初学者……003
触知のコツ……089
触覚……091, 128
蜃気楼……146
伸筋群……094
伸筋腱……083
伸筋腱群……089
伸筋支帯……083
神経……016, 052, 132
神経刺激装置……141
神経線維……140
信号……058
新興宗教……068
深呼吸……105
深指屈筋……023, 046, 049, 060,
　　063, 065, 081, 094
深層……089, 094
伸展……123
深度……007, 046
シンプル……002

スイーツ……042
垂直……024, 119
スウィープ……118
スタート地点……023, 032
ストレージ……034
スプーン……128
スライド……044
スライド走査……044, 118, 120, 124
スライド法……113, 114
静止画……017
正中神経……034, 038, 058, 060,
　　065, 081, 094, 113, 114, 120
正中皮静脈……051
生理食塩水……076
セオリー……065
ゼリー……014, 030
前脛骨筋……071, 076
前結節……053
前骨間神経……113, 116
潜在意識……058, 062
浅指屈筋……023, 046, 049, 060,
　　063, 065, 081, 120
前斜角筋……053, 104
全体像……043
全長……138
前腕……014
前腕遠位 1/3……033
前腕北半球大陸周遊……063, 100
前腕世界一周……033, 046, 059, 070
前腕世界一周　北半球……022, 063,
　　096
前腕世界一周　南半球……026, 050,
　　083, 100
走査スペース……131
操作方法……006
総指伸筋……026
総指伸筋腱……086, 089
創造力……148
側臥位……131
足関節……072
足関節世界一周……087
速度……030, 042
組織……139

た

体位……131
第 1 肋骨……104
体型……130
大腿骨……022
大腿静脈……123

大腿神経……123
大腿直筋……022, 030, 054, 110
大腿動脈……123
第2中手骨…101
タイパ……126
体表解剖……080, 096, 128, 129
大腰筋……123
ダイレクト法……143
楕円形……025, 042, 048
正しいプローブの持ち方……018, 019
楽しい……028
旅……114
短軸……022
短所……136
短橈側手根伸筋……026, 036
短橈側手根伸筋腱……074, 085
短母指伸筋……066
短母指伸筋腱……085
断面……096, 100
断面解剖……074, 091
断面図……061, 082, 093
力……118
窒息死……144
遅発性血腫……144
中間広筋……022
注射……108
中斜角筋……053, 104
中心静脈穿刺……098
注入圧……143
腸骨筋……123
長軸……022
長軸像……108, 110, 113, 114, 116
長所……136
長掌筋……023, 025, 046, 049, 063
長掌筋腱……080
長橈側手根伸筋……026, 034, 051,
　　074, 100
長橈側手根伸筋腱……085
長母指外転筋……066, 094, 100
長母指外転筋腱……085
長母指屈筋……062, 063, 065, 100
長母指伸筋……066, 094, 100
長母指伸筋腱……086, 089
腸腰筋……123
直角三角形……142
チルト（走査）……044, 083, 095,
　　119
鎮痛……121
椎骨動脈……138, 144
爪……110

停止腱……070, 072
停止部……032, 062, 101, 102
手がかり……046, 053
手紙……147
テクニック……065
テクノロジー……147
手首……080, 082, 083, 101
鉄拳さん……032
手元……024, 128, 138
電源……006
動画……078, 126, 146
橈骨……017, 051, 084, 085, 102
橈骨神経……041
橈骨神経深枝……041
橈骨神経浅枝……041, 054
橈骨動脈……014, 019, 023, 026,
　　031, 039, 041, 050, 120
動作……031, 100
橈側手根屈筋……023, 033, 046, 063,
　　070, 080, 108, 114, 120
橈側手根屈筋腱……033, 080
動脈……050
動名詞……044
トランスファー……062
トレーニング……062, 115
鈍針……140

な ———————————————

内頸動脈……016
内側広筋……022
内側上顆……096
内部構造……054
軟骨……016
似顔絵……148
肉離れ……054
日本中……148
日本橋川……034
熱……068
脳……032, 038, 058, 128
ノートパソコン……068
乗り換え……062

は ———————————————

場……148
配信……126
拍動……094
刷毛……014
バスタオル……020
速く……038, 066, 116
パラパラ漫画……032

バリエーション……053, 074, 144
針先……098, 136, 143
針の選択……140
針の長さ……137, 139
番組……148
ハンズオンセミナー……002, 031,
　　044, 128
ハンドル……014
比……142
ビーム……119
肘……014
ビデオ……004
人差し指……128
一手間……134
皮膚……119
ピボット法……113
描出のコツ……024, 027, 038, 040,
　　041, 043, 082, 083, 086
ファン……118
フィロソフィー……065
フォルム……130
腹臥位……132
富士フイルム……010
ぶたのしっぽ……042, 048
不定詞……044
太さ……141
フルコンボ……096
プローブ……006, 017, 024, 064, 108
　正しい持ち方……018, 019
プロフェッショナル……140
フローマックス®……141
平行法……121, 136
ペーパータオル……020
ベストパートナー……142
ポケットエコー……068
ボツリヌス毒素……076
ボランティア……126

ま ———————————————

マーキング法……110
曲げ伸ばし……027
麻酔科医……052
待ち時間……147
末梢神経……042, 052
末梢神経ブロック……004, 102, 121
学びのコツ……034, 065
まるい筋……096
漫画……030
慢性痛……106
ミ○キ○マ○ス……086

宮﨑 駿……030
無意識……129
向き……014, 118
無駄な時間……147
目……138
名称……118
目印……022, 081
モダリティー……027, 078, 091, 096, 098
戻る……024, 032, 042
もやもや血管の塞栓術……106
問題……048, 050, 052, 058

や ─────────────

薬液……139
山道……034

指……027, 110
腰方形筋……132
予習……002

ら ─────────────

ランドマーク……128
ランドマーク法……098, 141
リアルタイム……030
リスター結節……083, 084, 089
理性……106
リニアプローブ……006, 056, 113
隆起……089
両手……108
輪郭……058, 123
臨床……088
臨床医……088

ルーティン……002, 020, 030
連続使用時間……068
連動……139
ローテーション……108
肋軟骨……017
ロッキング走査……120

わ ─────────────

ワークライフバランス……126
輪切り……022
わちゃわちゃ系……149
腕神経叢……016, 052, 077, 104, 121, 129, 131
腕神経叢ブロック……098
腕橈骨筋……026, 034, 041, 050, 100

がっくんといっしょ
エコー解剖のひろば　　　　　定価：本体 3,800 円＋税

2025 年 4 月 5 日発行　第 1 版第 1 刷©

著　者　石田　岳

発行者　株式会社　メディカル・サイエンス・インターナショナル
　　　　代表取締役　金子　浩平
　　　　東京都文京区本郷 1-28-36
　　　　郵便番号 113-0033　電話(03)5804-6050

印刷：横山印刷/ブックデザイン：オフィスキントン

ISBN 978-4-8157-3127-4　C 3047

本書の複製権・翻訳権・上映権・譲渡権・貸与権・公衆送信権(送信可能化権
を含む)は(株)メディカル・サイエンス・インターナショナルが保有します。
本書を無断で複製する行為(複写，スキャン，デジタルデータ化など)は，「私
的使用のための複製」など著作権法上の限られた例外を除き禁じられていま
す。大学，病院，診療所，企業などにおいて，業務上使用する目的(診療，研
究活動を含む)で上記の行為を行うことは，その使用範囲が内部的であっても，
私的使用には該当せず，違法です。また私的使用に該当する場合であっても，
代行業者等の第三者に依頼して上記の行為を行うことは違法となります。

JCOPY 〈出版者著作権管理機構 委託出版物〉
本書の無断複製は著作権法上での例外を除き禁じられています。
複製される場合は，そのつど事前に，出版者著作権管理機構
(電話 03-5244-5088，FAX 03-5244-5089，info@jcopy.or.jp)の
許諾を得てください。